NO ESTAMOS LOCAS
SOMOS CÍCLICAS

María Rossich

NO ESTAMOS LOCAS
SOMOS CÍCLICAS

El método que te ayuda a entenderte,
cuidarte y entrenar según tu ciclo menstrual

**PRÓLOGOS DE PATRICIA CONDE
Y ALMUDENA CID**

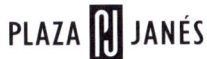

Papel certificado por el Forest Stewardship Council®

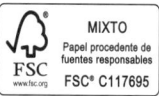

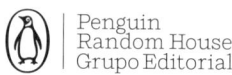

Primera edición: junio de 2022

© 2022, María Rossich
© 2022, Penguin Random House Grupo Editorial, S. A. U.
Travessera de Gràcia, 47-49. 08021 Barcelona

Penguin Random House Grupo Editorial apoya la protección del *copyright*.
El *copyright* estimula la creatividad, defiende la diversidad en el ámbito de las ideas y el conocimiento, promueve la libre expresión y favorece una cultura viva. Gracias por comprar una edición autorizada de este libro y por respetar las leyes del *copyright* al no reproducir, escanear ni distribuir ninguna parte de esta obra por ningún medio sin permiso. Al hacerlo está respaldando a los autores y permitiendo que PRHGE continúe publicando libros para todos los lectores.
Diríjase a CEDRO (Centro Español de Derechos Reprográficos, http://www.cedro.org) si necesita fotocopiar o escanear algún fragmento de esta obra.

ISBN: 978-84-01-02803-8
Depósito legal: B-7555-2022

Compuesto por Fernando de Santiago

Impreso en Gómez Aparicio, S.L.
Casarrubuelos (Madrid)

L028038

María Rossich es licenciada en Ciencias de la Actividad Física y del Deporte, popular entrenadora personal especializada en mujeres y creadora de la plataforma «Woman Personal trainers» con miles de seguidores en redes sociales.

María es entrenadora personal de *celebrities* y destaca por estar al día en su profesión. Está especializada en actividad física para mujeres. Mujer ambiciosa e inquieta. Busca inculcar la actividad física en la mujer como mecanismo de superación que le aporte seguridad en la lucha por la igualdad.

Amante de la danza y respetuosa con la armonía del cuerpo femenino, defiende el cuidado de la postura, la cintura lumboabdominal, la musculatura pélvica y la buena gestión respiratoria. Entrenadora de mujeres en fases como el preembarazo, embarazo y posparto, menopausia y fase fértil, a María le inquieta cuidar bien la salud de aquellas que quieren descubrir su mejor versión. En su día a día plantea adaptaciones en sus entrenamientos para la **mujer** en cada una de sus fases hormonales.

Autora de tres obras de éxito de ventas, *El Reto 12 semanas* (2015), *La Dieta 12 semanas* (2016) y *El Reto Contigo* (2018), María ha pertenecido al equipo de colaboradoras en el blog oficial de Women's Health España y de Sport Life, y ha escrito varios artículos para ambas revistas.

María Rossich también ha trabajado en la televisión autonómica de Baleares como colaboradora, aportando su opinión como experta en deporte. Ha actuado como conferenciante y ponente en las Jornadas Motivacionales para Mujeres de «*eWoman*» (2018), asistiendo en calidad de mujer emprendedora con éxito laboral.

También es parte de un equipo de investigadores licenciados en Ciencias de la Actividad Física y del Deporte. Ha sido ponente en el I Congreso de Actividad Física y Nutrición (Valencia, 2019) con la ponencia: «Mujer y actividad física», y en La Mesa que os une, de María León (Madrid, 2022), con la ponencia: «Sistemas de entrenamiento según las fases hormonales de la mujer».

Edición 2019

Autora: María del Mar Rossich Darder

Edición: Ignacio Rossich, Nélida González Sela y Alba González

Fotografía: José Urbano Álvarez, Soravit, Mandy Godbehear

ÍNDICE

Dedicatoria y agradecimientos 13
Prólogos 15
Introducción 23

PRIMERA PARTE
1. El poder femenino... 31
2. Enfrentarse al ciclo 51
3. Una nueva filosofía 69

SEGUNDA PARTE
4. Entrenamiento 107

TERCERA PARTE
5. Ejercicios 127

Epílogo 189
Glosario de ejercicios 201
Bibliografía 227

DEDICATORIA Y AGRADECIMIENTOS

> *«Audentes Fortuna iuvat». / La fortuna ayuda a los valientes.*
> Wasap de «mamita» ayer a las 0.43 de la madrugada

A mi madre, mi fuente de inspiración diaria, la mujer más valiente que jamás he conocido, y a ti, Stephan, por quererla tanto.

A mis hermanos, en especial a Nacho, mi más leal compañero de vida y en quien siempre he podido confiar para que me cuide, ayude y proteja.

A mi hijo, por ser el motor de mi vida.

A ti papá, por estar al lado de tu «pinguirrillo».

Al doctor Santiago Tofé (endocrino), la doctora Carmen Lessen (ginecóloga), el doctor Simone Meli (director médico) y la doctora Elena Llompart (médica analítica), por respaldarme y darme la mano en este proyecto.

A mis amigas Pati, Neli, Alba, Elia, Eli, Clarissa y Leyre, grandes pilares de mi vida.

A Almudena Cid Tostado, por ser un referente en mi infancia y en mi vida profesional y por creer en mis proyectos.

A mis chicas deportistas, por ayudarme a comprender mejor el cuerpo de la mujer, que es un ser maravilloso.

A los que me hicieron caer, porque levantarme me ha enseñado a no rendirme, a ser constante y perseguir mis sueños.

A ti, por tener este libro entre tus manos.

¡A todos gracias!

PRÓLOGOS

por ALMUDENA CID

Reciclar nuestra experiencia y nuestro pasado es un síntoma de madurez. Eso es lo que me ha enseñado la vida hasta ahora.

A lo largo de mi carrera deportiva aprendí a escuchar a mi cuerpo porque era mi herramienta de trabajo. Equivocadamente, también aprendí a silenciarlo, porque debía estar por encima del dolor de cualquier lesión para poder enseñar el trabajo, ese que en mi profesión mutaba desde años de entrenamiento hacia un minuto y medio. Me di cuenta de cómo reaccionaba mi cuerpo después de una gran cita como unos Juegos Olímpicos. Tuve cuatro ciclos olímpicos para experimentar esa situación. Casi siempre necesitaba unos días para recuperar la estampida de defensas que se daba dentro de mi organismo.

También recuerdo cómo miraba mi calendario para que la menstruación no coincidiera con el fin de semana de competición. Esto era incontrolable, por supuesto, la naturaleza tenía su propio curso. Trataba de engañar a mi mente con pensamientos que me alejaran todo lo posible de la queja, la pesadez, la apatía o la tristeza, sentimientos que provocaban los cambios hormonales en mí.

Supongo que esta intolerancia que me generaba el proceso de mi cuerpo me impulsó a que realizara un esfuerzo titánico durante muchos años para no perder un solo entrenamiento, ya que no quería echar a perder mi carrera deportiva. Es curioso. Ahora que ya no soy una deportista de élite me siento muy liberada, aunque esto no significa necesariamente que esté arrepentida de cómo he tratado a mi mente y a mi cuerpo.

Hoy en día hago deporte por salud. Escucho a mi cuerpo como lo hacía antes, pero en otra frecuencia. Por decirlo de otra manera, una frecuencia más sana. Me ayuda a reconciliarme conmigo, a quererme y respetarme más que en los años en los que mi profesión era el deporte de élite.

Cuando María me dijo que estaba desarrollando este proyecto, pensé en lo necesario que era un manual, un espacio donde poder leer acerca de todo aquello que sentimos, que nos modifica, que nos preocupa y que nos «sabotea» a la hora de llevar a cabo nuestro entrenamiento. Ese que tras realizarlo nos hace sentir mejor y nos hace disfrutar de sus beneficios a corto, medio y largo plazo.

Me encanta ver cómo las mujeres cada vez nos cuidamos más y ejercitamos nuestro cuerpo y nuestra mente. Pero todo crece proporcionalmente, y tanto la información como nuestros límites deben estar al alcance de todos para un buen desarrollo y evolución en nuestros resultados.

Conocí a María como gimnasta y amante de la rítmica, una disciplina bonita y artística que enamora al espectador. Pero lo que más me gustó de ella fue descubrir en quién se ha convertido, aunque puede que la palabra correcta sea *reconvertido*, porque en cada pensamiento, en cada movimiento que comparte a través de sus redes sociales, su web o sus proyectos, recicla su forma de eludir la rutina subrayándola con buenas dosis de creatividad.

Sin duda, lo que se encuentra en estas páginas hubiera sido un buen manual para mi época como gimnasta profesional. Quizá por eso voy a seguir *redescubriéndome* gracias a ella y a los profesionales que hicieron posible este trabajo.

Almudena Cid Tostado
Gimnasta de la Selección Española de Gimnasia Rítmica desde 1994 hasta 2008. Cuatro Juegos Olímpicos a sus espaldas (Atlanta 1996, Sídney 2000, Atenas 2004 y Pekín 2008).

Oro en los Juegos del Mediterráneo 2005, Bronce de la Copa del Mundo 2003 y 2008, Bronce en el Campeonato de Europa por Equipos 2001.
Única gimnasta que ha disputado cuatro finales olímpicas.
Actriz.

por PATRICIA CONDE

El otro día le comentaba a mi amiga María, autora de este libro, que gracias a mujeres como ella nos redescubrimos. Desde mi punto de vista este libro es una herramienta muy poderosa para aprender más sobre nosotras mismas, guiarnos y, en definitiva, manejarnos mejor en el mundo actual, independientemente de cuál sea nuestra profesión u ocupación.

Las famosas «hormonas» nos juegan malas pasadas, y durante siglos hemos tenido que oír eso de «¿qué pasa, *que tienes la regla?*», metidas en el saco de una sociedad que muchas veces ignora lo que ocurre y por qué ocurre en el interior de la mujer.

«*Nosce te ipsum*» (en latín, conócete a ti mismo), aforismo atribuido a sabios de la antigua Grecia, nos recuerda que para alcanzar la excelencia, la liberación y el sentido de nuestra presencia en el mundo, conocerse bien es algo indispensable y fundamental para alcanzar todo lo que nos propongamos.

Conocernos a nosotras mismas es lo mejor que podemos hacer por la comunidad femenina, por las que nos preceden y las que siguen nuestros pasos.

El feminismo se ha convertido actualmente en una necesidad para alcanzar la libertad y la igualdad, para que todos y todas estemos al mismo nivel en una sociedad sin discriminaciones.

Quizá sea un buen momento para dejar de sacar de contexto el concepto «feminismo», sin exageraciones o dramas, sin necesidad de malinterpretar la palabra.

Siempre he creído que las personas más interesantes son aquellas cuyas vidas no han sido fáciles. Aquellas que han alcanzado sus metas y objetivos a pesar de los baches, mostrando mucho esfuerzo, sufrimiento y perseverancia... Aquellas que están en plena e incansable lucha.

Lejos de lo que pueda parecer, lo que nos diferencia a las mujeres son muy pocas cosas. Hablando de mujer a mujer hablamos de madre a madre, de amiga a amiga, de compañera a compañera, etcétera. Solo nosotras tenemos la capacidad de entendernos al cien por cien. Es precisamente por este hecho que tengo claro que nuestra manera de enfrentarnos a la vida no es muy diferente entre unas y otras, a pesar de que nuestras cualidades o condiciones de vida sean diferentes. Y es que todo es tan relativo... Lo que a veces consideramos defectos propios pueden resultar ser deseos para otras. Nuestra condición sexual como mujeres nos une, y está claro que llegan nuevos tiempos y debemos evolucionar. Dejar de hundirnos para empezar a aliarnos, encontrando el mejor apoyo que puede existir. Aportándonos más valor del que muchas veces pensamos que tenemos. Convirtámonos en mujeres «pro-mujer», defendámonos desdramatizando las tragedias para poder acabar algún día sentadas en una mesa tramando soluciones a nuestros problemas desde un punto de vista humilde, sin críticas destructivas, sin prejuicios y, ante todo, empatizando.

Hay mujeres que respetablemente no quieren ser madres o no pueden, pero eso no las elude de ser mujeres ni de tener un ciclo que las mueve y las remueve, no es algo que podamos controlar, sea como sea eso está ahí, y aceptar y aprender a manejar esa forma de funcionar, ese instinto (y todo lo que ello comporta), hará que entendamos mucho mejor lo que pasa por nuestro cuerpo y nuestra mente a todos los niveles. Durante la fase fértil de la vida femenina, el cuerpo se prepara mensualmente para engendrar vida en su interior, un huracán de movimientos internos que afectan al estado, la forma y el ser de cada una de nosotras.

La palabra «feminista» se prostituye día a día, señalándose como un adjetivo peyorativo, cuando las mujeres de hoy en día se han reinventado y convertido en seres independientes, que concilian su carrera profesional, estudios y trabajo con su familia, concepto que, por cierto, también se ha reinventado. Las mujeres de ahora saben lo que no quieren y siguen luchando por esa igualdad que parece estar cada día más cerca.

Cuanto más me conozco, más tranquila estoy. Cuanto más sé sobre mí, más me acepto, más feliz soy. Se trata de una especie de liberación, un conocimiento que nos abre unas puertas que muchas ni sabíamos que existían. Nuevos aspectos que nos sorprenderán sobre nuestro organismo, sobre cómo podemos controlar y cambiar un pensamiento, una actitud o un malestar físico o emocional.

Gracias a personas como mi amiga María, conocerse bien y tener las herramientas adecuadas para hacerlo facilita la praxis de este aprendizaje. Seamos inteligentes, ayudémonos unas a otras. Apoyémonos en alguien como María, una mujer que se ha dedicado con empeño a estudiar a fondo nuestro funcionamiento frente a la capacidad de rendir físicamente. Una mujer sabia, comprometida, valiente y de éxito que ha luchado por sus ideas, y a las pruebas me remito. Después del éxito de sus últimos libros, crea un innovador sistema, un método de entrenamiento adaptado a nosotras, un libro que sin duda nos ayudará a todos los niveles. ¡Disfrutadlo!

Patricia Conde Galindo
Presentadora de televisión, humorista, actriz y empresaria de moda.
Conocida por los programas de humor Sé lo que hicisteis *y* El Informal *o por doblar a Lucy Wilde en la saga* Gru, mi villano favorito.
Premio Antena de Oro a la Televisión 2006, Premio ATV a la Mejor presentadora de programas de entretenimiento 2006, Premio TP de Oro a la mejor presentadora de variedad y espectáculos 2008.
Premio Influencer a la mejor Actriz Cómica 2011.

INTRODUCCIÓN

«La mujer debe sentir su feminidad, descodificarla y tratar de fluir en un mundo lineal».

Un día de junio del año 2008 a las 15.00 del mediodía salía de mi último día en la «uni» (estudié la carrera de CAFYD, Ciencias de la Actividad Física y del Deporte). Recuerdo que estaba loca por volver a mi isla con la cabeza llena de conocimientos y lista para entrar en el mercado laboral.

Desde que decidí dedicarme al entrenamiento y la preparación física lo supe, no me sentía totalmente cómoda entrenando a hombres. Lo siento, pero es así. Algunos te miran por encima del hombro por ser mujer, además, huelen mal, tiran flemas y más cosas que no vienen al caso... La cuestión es que sentía la necesidad de estar tranquila y a gusto currando, así que decidí trabajar solamente con mujeres, y de paso ayudarnos a todas a sentirnos cómodas en este mundillo *fit*.

Con el tiempo entendí que muchas de las teorías que había estudiado no encajaban con el trabajo que yo estaba desarrollando. En realidad me di cuenta tras aplicar sistemas y metodologías creadas para hombres o atletas que estaban lejos de las preferencias y necesidades de mis humanas y mortales clientas.

Te estarás preguntando ¿no hay estudios en el rendimiento de mujeres? Sí, claro que sí, pero prácticamente todos se han hecho con grupos de mujeres dedicadas al deporte profesional. Estos estudios, si bien son de gran ayuda, no aportan información del todo válida. Para que lo entiendas mejor, una mujer sometida a unos niveles muy elevados de entrenamiento tiende a tener elevados los niveles de estrés y unos porcentajes muy bajos de grasa. Todo ello eleva las posibilidades de padecer alteraciones de sus menstruaciones (que no le baja la regla) y, por lo tanto, sus molestias podrían ser menores o inexistentes.

Por estos motivos decidí empezar a investigar sobre cómo se debería entrenar a una mujer según sus variaciones…, es decir, somos cambiantes, tenemos desniveles hormonales que nos afectan tanto a nivel emocional como físico. Nuestras hormonas mandan, son como los muñequitos de la peli de Pixar *Del revés*, controlando a su apetencia nuestras acciones, emociones, reflexiones, puntos de vista, impulsividad, paciencia, niveles de hambre, capacidad de descanso y estados de humor en general… Y si no te has dado cuenta todavía, amiga mía, te queda mucho por conocer de ti misma.

Ser mujer es lo que tiene, somos brutales pero también normales, lo que ocurre es que la mujer se está abriendo camino en un mundo que «era» de hombres, y aquí estoy yo, como tantas otras, dándome codazos entre tanto machito ibérico.

Después de leer todo lo que estaba a mi alcance, de escuchar a entrenadores de referencia, de buscar nuevos sistemas y tratar de entender por qué muchas explicaciones se contradecían entre sí, me decidí a actuar.

¿Cómo lo haría? Como me flipa el deporte y la clave del deporte es el trabajo en equipo, tuve claro desde el principio que debía rodearme de un grupo de personas que me echaran un cable en este nuevo proyecto, y eso hice. Conseguí contactar con algunos médicos que muy amablemente me ayudaron. Por supuesto me decanté por profesionales médicos que tuvieran muy por mano la salud femenina y que conocieran bien nuestras hormonas ya que, como he mencionado antes, de ellas depende todo.

El «equipazo» estaba formado por un endocrino, una ginecóloga, una doctora especializada en análisis clínicos (que controlaba mil) y una internista, y de todos ellos aprendí mucho y aportaron, cada uno desde su especialidad, su particular punto de vista en el desarrollo de este proyecto.

El equipo: mi principal orientador, el doctor Simone Meli, quien me guio en esta maravillosa hazaña y al que debo una paella. El doctor Santiago Tofé, especializado en medicina endocrina (hormonal), la doctora Carmen Lessen, ginecóloga, y Elena Llompart, doctora especializada en análisis clínicos, entre otros.

Por todo ello me siento profundamente privilegiada y, sobre todo, eternamente agradecida.

Antes de pasar al siguiente capítulo del libro necesito que sepas que esta guía está proyectada por mí, pero no es mía, es NUESTRA, bueno, nuestra y de quienes se animen a aprender un poco más sobre nosotras. Además, quiero que sepas que no es para entrenar a cualquier mujer, sino para aquellas que se encuentran en la segunda fase de la vida, es decir, la que está entre la infancia y la menopausia. A esta fase la vamos a llamar fase fértil, así que quédate con la copla.

«Uno no nace maestro. Para hacerse grande, hay que comenzar por hacerse pequeño».

Tras diversas reuniones e intercambio de información (en las que casi me vuelvo loca), tratamos de plasmar de forma clara y práctica el funcionamiento del sistema de la mujer teniendo en cuenta nuestras variaciones. Todo ello con el fin de afinar la puntería y mejorar los peculiares y contradictorios sistemas que existían. Nuestro fin: poder impulsar el rendimiento de la mujer y rebajar así nuestros niveles de frustración, gracias.

En más o menos un mes/un ciclo, pasamos por cinco fases, unas mejores y otras más fastidiosas, en lo que a intentar entrenar decentemente se refiere. De todas formas, quiero que comprendas que cada una de nosotras funciona de una manera particular. Eso quiere decir que no debemos generalizar, ya que no somos en absoluto robots de la misma serie. Amiga, ten en cuenta que no solo nos afectan las hormonas, sino que también hay un amplio abanico de factores que pueden influir en cada una de nuestras fases del ciclo. Ejemplo: el estrés.

De lo que no cabe duda es de que, a medida que realizamos mayor cantidad de ejercicio, los efectos contraproducentes de las variaciones hormonales son menores, ya que el ejercicio físico tiene la virtud de estabilizar el sistema emocional y aumentar el umbral del dolor, lo que con toda seguridad se convertirá en algo muy beneficioso para nuestro propósito de mejorar la forma física en sintonía con la marea de hormonas que nos acecha en la fase fértil.

En fin, el trabajo de investigación que hay detrás de esta obra tiene una intención muy clara: facilitar la comprensión de los cambios de nuestro cuerpo, acercarnos a él y entenderlo mejor y adaptar nuestra actividad física a los cambios para sacarle el máximo rendimiento a los ejercicios.

En adelante nos vamos a aventurar a conocernos en sintonía con nuestro ciclo menstrual, con ejercicios muy distintos dependiendo de la fase en la que nos encontremos.

INTRODUCCIÓN

Te animo a abandonar la pereza, a leerlo con mucha calma y a aplicarlo con mucho cariño. De lo que se trata es de entendernos, mimarnos y cuidarnos para sentirnos mejor física y, sobre todo, anímicamente.

> «No se trata de ganar, se trata de no rendirse. Si tienes un sueño, lucha por él».
>
> Lady Gaga, 2019

PRIMERA PARTE

1. EL PODER FEMENINO

> *«Me niego a actuar de la manera que los hombres quieren que actúe».*
> Madonna

Antes de empezar me gustaría explicarte qué es para mí «el poder femenino». Cuando expongo este concepto, en realidad me refiero a un aspecto muy abierto del mismo. No quiero que te limites a leer y a asentir, quiero que tú también puedas entender el poder femenino según tus propias experiencias y creencias. Para mí, el poder femenino es algo insólito que lleva dentro cada mujer, y creo firmemente que se acrecienta con el paso de los años gracias a la sabiduría que adquirimos a través de nuestros conocimientos y vivencias. Este poder es realmente difícil de describir. Yo lo considero un valor añadido que tienen los cuerpos femeninos. Un don, una intuición, una grandeza que todas llevamos dentro y que hemos de saber gestionar para poder utilizarlo de la manera más correcta posible. El don del poder femenino conlleva bondad, preocupación, amor, fuerza, responsabilidad, perdón, entendimiento, impulso, reflexión, carácter, intuición, magia, inteligencia, reflexión, respeto, saber escucharnos y respetar nuestra naturaleza. Acompañar a la vida y a nuestro entorno de manera armónica y rítmica. Supone saber esperar la oportunidad, mostrando paciencia cuando haya que hacerlo y dándolo todo aunque sintamos que ya no tenemos fuerzas.

Nuestra naturaleza es esa, la de la guerrera silenciosa, creadora de la vida, de la humanidad, alimentando con nuestro cuerpo al ser humano en sus primeros pasos en la vida, acompañándolo de manera leal y firme. Si de verdad te preguntabas dónde está toda esa grandeza, solo tienes que buscar en tu interior, te garantizo que está ahí.

Ahora, sabiendo que la mujer esconde un poder natural, se me plantea una pregunta. ¿Cómo puede ser que vivamos como seres que tratan de superar un mundo masculino? Y ahora te confirmo que cuando una mujer deja de escuchar a su cuerpo, este se simplifica, pierde su origen, su gracia y se convierte en un cuerpo que merodea como si de un barco dejado a su suerte se tratase.

De verdad, reflexionemos por un momento lo que hacemos a lo largo de una jornada de nuestra vida.

Pongo un ejemplo: «Nos despertamos, nos lavamos la cara, hacemos pipí, nos vestimos, desayunamos, nos lavamos los dientes, salimos con la lengua afuera de casa, llegamos tarde al... cole, trabajo, *uni* o adonde sea, tomamos un café, hablamos con la gente, sonreímos, discutimos, comemos, trabajamos, vamos al *gym*, recogemos a nuestros hijos del colegio, los llevamos a extraescolares, hacemos los deberes, la cena, les damos el baño...». En resumidas cuentas, rutina. ¿Lo ves? Solamente merodeamos.

Me considero firme defensora de los intereses, derechos y valores de las mujeres, las niñas, las chicas, las señoras y las ancianas. Sin embargo, hay algo que no deja de sorprenderme: además de seres humanos, madres, estudiantes o luchadoras, somos A N I M A L E S, y parece que lo hemos olvidado.

Ojo, porque me imagino tu cara de sorpresa al leerlo. «¿Animales?». Sí, cielo mío, somos una especie más de este planeta, y ese es nuestro nivel. Por eso es interesante no perder de vista nuestra naturaleza y que exploremos esa parte de nosotras que tenemos totalmente abandonada. Empatizando con nosotras mismas nos vamos a beneficiar en muchos aspectos, tantos que vas a flipar en colores.

Instinto femenino

Se trata de una actitud con la que nacemos, no somos capaces de manejarla de manera consciente, simplemente viene, por decirlo de alguna manera tosca, impresa en nuestros genes, de acuerdo con la definición científica. Acudamos al diccionario: Instinto: Conducta innata e inconsciente que se transmite genéticamente entre los seres vivos de la misma especie y que les hace responder de una misma forma ante determinados estímulos. Como podrás observar, la misma definición de instinto femenino es un ejercicio de degradación de la mujer: ¡¡¡La mujer no puede ser un ser lógico, es inestable, se deja llevar por las emociones, es instintiva!!! Nada más lejos de la realidad. A qué viene esta reflexión, te preguntarás. No pretendo revivir viejos fantasmas —muy vivos, por cierto— y decir que la mujer viene «preprogramada de fábrica»; solo quiero recuperar ese *Je ne sais quoi* que llevamos dentro y aproximarnos desde otra perspectiva para darle una nueva definición.

El tan denostado instinto femenino no es otra cosa que un mecanismo social de supervivencia, desarrollado sobre la naturaleza social del ser humano y la necesidad de actuar en un entorno en el que nos hemos visto abocadas a movernos con prudencia, adelantándonos de forma «inconsciente» a los acontecimientos. Estos impulsos interiores, muchas veces casi irracionales, son una herramienta terriblemente eficaz que se manifiesta en impresiones casi primarias y que son capaces de hacernos sentir cosas que, a bote pronto, pueden no tener sentido... Corrígeme si me equivoco, pero raramente van errados.

Quizá precisamente sea esa prudencia la que está detrás de todos los refranes y la sabiduría popular. La ciencia, poco a poco, confirma algunos y desmiente otros, pero muchas de esas afirmaciones son ciertas, hay estudios que las avalan y gozan de amplio reconocimiento dentro de la comunidad científica.

Hace unos años una compañera de curro me comentó que se consideraba una «desequilibrada de la vida», pero que lo tenía muy controlado. «¿Por qué dices eso?», le pregunté. Y ella me dijo: «Porque sé que tengo que estar tranquila y sin alterarme por nada en mi vida personal y profesional».

«¿Por qué te autodefines como una mujer desequilibrada?», le dije yo. «¿En comparación con quién? ¿Con tu novio? ¿Con tu hermano? ¿Con tu padre?». Entonces añadí: «Y dime una cosa, si te comparas conmigo, con tu madre, con tu amiga, ¿eres desequilibrada?». Es probable que ella no estuviera teniendo en cuenta que es un ser femenino en edad fértil, es decir, un ser cíclico, diferente completamente a la constancia emocional a la que están acostumbrados los hombres, que son más... «lineales», siempre iguales.

Mujeres Luna

En muchas culturas se han establecido vínculos entre el hombre y el Sol y la mujer y la Luna bajo una premisa: el hombre es constante, como el Sol, y la mujer es cambiante, como la Luna, y de aquí pasamos a relacionar el ser femenino y nuestro satélite, la Luna.

¿Qué hay de cierto entre la relación de la mujer y la Luna?

Atenta, porque está científicamente demostrado que la Luna y sus diferentes fases actúan, por ejemplo, sobre el nivel de las mareas.

Casualidad o no, lo que hemos de tener claro es que la mujer también cicla y que varía de manera repetitiva y casi similar ciclo a ciclo, mes a mes.

Nuestro ciclo consta de cinco fases que se diferencian unas de otras. Es como si tuviéramos cinco formas. Claramente estos ciclos tienen efectos sobre nuestro cuerpo a muchos niveles, pero por practicidad nos centraremos en las variaciones fisiológicas, emocionales, en las subidas y bajadas energéticas, todas ellas comandadas por las hormonas, que se encargarán de regular el funcionamiento de nuestro cuerpo y de volvernos variables. Esto quiere decir que, para que lo entendamos todas, según el día del ciclo en el que nos encontremos, nuestros niveles hormonales cambian y esto condiciona nuestro metabolismo y, consecuentemente, modifica todo nuestro ser, nuestro cuerpo y nuestro estado de ánimo, TODO.

En cuanto al vínculo establecido entre la mujer y la Luna, me ha resultado curioso averiguar que, años atrás, antes de la implantación del alumbrado eléctrico, la mujer variaba con la luna llena. Incluso en la actualidad se ha constatado que los periodos menstruales de las mujeres (no hormonadas de manera artificial) suelen estar ligados a una de las dos grandes fases de la Luna, la luna nueva o la luna llena. La popular intuición femenina cobra una relevante importancia si queremos conocernos mejor.

La doctora Christiane Northrup ofrece en su obra *Cuerpo de mujer, sabiduría de mujer* (Urano, 2010) un sinfín de razones que demuestran que nos hemos «desanimalizado», es decir, nos hemos cargado nuestro poder femenino, nuestro —mal llamado— INSTINTO.

¿Van las fases lunares en paralelo a nuestro ciclo?

«Quiérete mucho, tarde o temprano te vas a hacer falta».

Esto es así, lo creerás en menor o mayor rango, pero lo que está claro es que, como poco, podemos hacer un paralelismo comparativo. Nosotras somos como la Luna, siempre presente pero nunca igual, siempre variable, distinta, a veces más grande, otras muy pequeña, a veces brillante, otras bajo la sombra. Diferentes caras que nos recuerdan cómo una mujer varía a lo largo de los días; caras que, como la Luna, hemos de aprender a entender.

Verás, para pilotar este Fórmula 1 (y sí, me refiero a ese cuerpo de sirena del Mediterráneo que Dios te ha dado), lo primero que necesitamos es saber bien cómo funciona.

¿Qué hay de cierto entre la relación de la mujer y la Luna?

A pesar de que casi desde un inicio descarté hablar de la Luna en este proyecto, me pareció interesante comentar la innegable relación cultural que existe entre la mujer y la Luna, a pesar de que pueda sonar un poco esotérico, enigmático o misterioso. Este es, sin duda, el apartado del libro más insólito, y precisamente puede que por eso te resulte poco interesante o poco creíble, pero te aseguro que, cuanto menos, es curioso y llamativo. Hemos de comprender que la Luna ha representado lo femenino a lo largo de los siglos en multitud de culturas. Esto es debido a que la mujer, al igual que la Luna, es cíclica y pasa por diferentes fases.

Actualmente las fases del ciclo de la mujer no tienen por qué ser correlativas a la Luna, de ser así, todas menstruaríamos al mismo tiempo. Con todo, son muchos los casos en los que las mujeres que conviven —en una misma aula, oficina o casa— sincronizan sus ciclos. Una vez una profesora de ciencias me contó que este extraño fenómeno tiene una explicación biológica. Al igual que ocurre en la naturaleza salvaje, el objetivo es que el mismo macho fecunde a toda la manada a la vez. Aun así, es comprensible que si en el mundo hay 7400 millones de personas y de ellas 3600 millones son mujeres, no todas menstrúen a la vez, por lo que, aunque no sigan a nuestra compañera satelital, sí sigan su propia luna.

¿Van las fases lunares paralelamente iguales a nuestro ciclo?

Partamos de un hecho curioso y documentado analizando otro ciclo de nuestro cuerpo —este mucho más corto—, el del sueño. Este ciclo diario está regulado por la melatonina (hormona del sueño), y la secreción de esta hormona está regida por los niveles de luz que percibimos. La luz brillante (o la luz azul de tu teléfono móvil) inhibe la secreción normal de la hormona del sueño, y cuando los niveles de luz descienden, los de melatonina aumentan. Esta hormona es la que hace que nos entre sueño cuando ya no hay luz, es la que nos manda a la cama cuando cae el sol… Bueno, mejor dicho, nos mandaba; este ciclo se ha visto alterado con la introducción de la luz eléctrica. Pero este invento que ha revolucionado nuestras vidas no solo nos ha alterado el ciclo del sueño, sino que nos afecta más profundamente. Cuando la luz eléctrica no existía, parece ser que las mujeres ciclaban con nuestro satélite. ¿Todavía piensas que no nos hemos desanimalizado? Tela marinera…

Hoy en día, la luz de la Luna tiene menor relevancia práctica en nuestra vida diaria, pero antes, cuando era la principal y casi única fuente de luz nocturna, su ritmo tenía mucha influencia sobre nuestro funcionamiento. Esto se debe a que con la aparición de la luz eléctrica, nuestro metabolismo ha sufrido algunos cambios, unos evidentes, como las fases del sueño, y otros no tanto, como las alteraciones en los ciclos menstruales. En parte podemos decir que hemos dejado de funcionar al ritmo de la naturaleza, ya que hemos alterado nuestro entorno de manera más que significativa. Además conviene considerar otros factores, tanto modernos como ambientales, que también han podido afectar al ritmo del ciclo, por ejemplo, el estrés de nuestra ajetreada vida o los factores médicos, como los tratamientos hormonales (píldoras anticonceptivas, aro vaginal, DIU hormonal, parches anticonceptivos, vacunas, etcétera), a los que somos sometidas la gran mayoría de mujeres. Con todos estos sistemas se menstrúa más o menos, pero lo que está claro es que se inhibe la ovulación, así que nos desnaturalizamos una vez más...

La suma de todo esto hace que, aunque la mayoría de nosotras seamos regulares, nuestro ciclo no trabaje de forma correlativa a las fases de la Luna, aunque sí haya una cierta tendencia a ir con ella. De hecho, cabe tener en cuenta que la mujer en su etapa fértil sí puede seguir teniendo cierta tendencia a ciclar con la Luna, eso sí, siempre que su ciclo sea natural y no esté hormonado (como ya hemos comentado) o afectado por alguna patología (ovario poliquístico, endometriosis, etcétera) que altere su ciclo.

Por aportar un poco más de información al respecto, te cuento que, según la autora Miranda Grey, se puede ir sintonizada con la Luna de dos maneras, luna blanca o luna roja, según la fase lunar en la que sangremos:

	MENSTRUACIÓN	POSMENSTRUAL O FOLICULAR	OVÁRICA	PREMENSTRUAL (LÚTEA O POSOVULATORIA + PRE MENSTRUAL)
LUNA BLANCA	Luna nueva	Luna creciente	Luna llena	Luna menguante
LUNA ROJA	Luna llena	Luna menguante	Luna nueva	Luna creciente

Por curiosidad, ¿qué tipo de mujer luna eres tú?

Voy a elaborar una pequeña guía analizando cada una de las fases y señalando qué tipo de mujer luna puedes ser. Te servirá para familiarizarte por primera vez con ellas (escribiremos mucho sobre estas fases en las siguientes páginas) e irás descubriendo sus peculiaridades.

FASE 1: MENSTRUAL
Energía baja
¡Mímate y baja el ritmo!
Si eres luna blanca, hay luna nueva
Si eres luna roja, hay luna llena

En este periodo estamos faltas de energía. Estamos en un momento de introversión, pesadez, cansancio y lentitud. Nuestro cuerpo está inflamado y requiere necesidades que hemos de satisfacerle, pues de lo contrario nos enfadaremos con el mundo que nos rodea, tendremos tendencia a estar más irritables, especialmente en los primeros días de sangrado. En esta fase solemos tener un comportamiento particular: ganas de acostarnos, descansar y relajarnos.

La melancolía es común en estos días, por lo que es posible que repitamos patrones de comportamiento que vivimos en nuestra infancia y las costumbres familiares se repitan y refuercen. Por ejemplo, a mí me da por hacer los mismos bizcochos que hacía mi madre cada semana. No te cortes o te reprimas, si los fines de semana te ibas a pasear por el campo y cogías flores, será normal que te apetezca hacerlo de nuevo, aunque así, en frío, te parezca una cursilada. En esta fase es importante que aceptemos las necesidades de nuestro cuerpo, que nos desinhibamos. Debemos permitirnos hacer esas pequeñas cosas que nos gusta hacer, cosas sencillas, estar a solas, pues la satisfacción que nos causarán será muy grande.

¡Amémonos! Se trata de una fase de introspección ideal para conectarnos con nuestro interior. Precisamente por este motivo es importante que dediquemos parte de nuestro tiempo a observar cuál es nuestro estado físico y emocional, analizando si necesitamos parar, darnos un baño caliente, un masaje o asistir a una clase de yoga. Nuestro cuerpo nos lo agradecerá mostrando mayor ternura, amor y cariño hacia los que más queremos. En esta fase nos volvemos más reflexivas, más creativas y tendemos a soñar e ilusionarnos más.

No tendremos ganas de ver a nadie, preferiremos la soledad y tenderemos a aislarnos. Años atrás, en algunas culturas, como, por ejemplo, en las tribus nativas americanas, se consideraba la fase del sangrado menstrual como la más poderosa de la mujer, mientras que en el antiguo Egipto suponía la culminación del proceso de purificación de la mujer.

El periodo menstrual no tiene nada de malo, es más, resulta un momento ideal para estar con nosotras mismas. Planifícate, móntatelo como quieras, pero tienes que tratar de despejar tu agenda para cuidarte, reconectar contigo misma y descansar.

FASE 2: FOLICULAR
Subida de energía
Si eres luna blanca, hay luna en cuarto creciente.
Si eres luna roja, hay luna en cuarto menguante.
Let's move, baby!

En esta fase la energía sube, nos preparamos para ovular. Las mujeres en la fase folicular sienten más ganas de relacionarse, de hablar y la libido sube debido a que nuestro sistema endocrino genera hormonas que nos incitan a... «asegurar la continuidad de nuestra especie». De hecho, se aprecia una mejora en el estado de nuestra piel, el brillo de nuestro pelo, incluso se dice que los ojos se agrandan.

Se considera el mejor momento del ciclo para planificar y hacer reales todos esos retos que hemos creado e imaginado durante la fase anterior. Empezarás a sentir que no te faltan fuerzas ni ánimos para afrontar todo lo que te proponas, te sentirás radiante, fuerte, imparable... Por lo tanto, vamos a sacarle mucho provecho a esta fase, es perfecta para darnos caña. Esta fase no siempre es fácil de identificar, porque no tiene síntomas físicos, pero sí seremos capaces de sentir esos «superpoderes» internos llenos de energía, vitalidad y buen rollo.

Déjate guiar por tu instinto, cuando te sientas *power*, es que estás en fase folicular.

FASE 3: OVULACIÓN
Subida de energía
Si eres luna blanca, hay luna llena
Si eres luna roja, hay luna nueva
¡Olé yo!

En esta fase mostraremos un pico de mayor encanto. Nos convertimos en mujeres más extrovertidas y tendemos a demostrar lo que valemos. Nos sentimos muy bien físicamente, fuertes y atractivas. Tendremos ganas de ver gente y de salir, las emociones que experimentamos tienden a expresarse con más facilidad, aflora un sentimiento de apego a otras personas, nos mostramos más afines y tendemos a conectar y dar nuestro apoyo a otras personas que nos puedan necesitar. Nos mostraremos al mundo de forma completa. En esta fase la mujer puede quedarse embarazada, puesto que se trata de un periodo de máxima fertilidad, ideal para crear una nueva vida en nuestro interior. En estos días es común sacar el instinto maternal, no solo con nuestros hijos, sino también con otras personas. Es natural sentir una mayor capacidad para cuidar, alimentar y defender a otros.

Hemos de tener en cuenta el tiempo de duración de esta fase, unas treinta y seis horas, aunque puede variar. También hay que recordar que el ciclo de cada mujer puede cambiar de mes a mes y a veces es complicado predecir con exactitud la duración de la fase fértil. Por lo tanto, se puede decir que cada mujer tiene un ritmo que depende de un amplio abanico de factores, entre los que figura el siempre presente estrés. En cuanto a la vida de cada una, en esta fase es común tener una mente más creativa, darse libertad a la hora de innovar, de buscar nuevas ideas o nuevos proyectos. En esta fase nuestras hormonas nos animan a potenciarnos y a favorecer nuestras propias creaciones. Sabemos que muchos de nuestros proyectos van a tener que crecer, sobrevivir a una vida llena de competitividad, pero este es el punto en el que más creemos en ellos y buscamos alternativas para que se desarrollen correctamente.

4: POSMENSTRUAL
(I) Fase lútea o posovulatoria + (II) premenstrual
Si eres luna blanca, la Luna está en cuarto menguante.
Si eres luna roja, la Luna estará en cuarto creciente.
¡Sobrevivirás, pero agárrate, que vienen curvas!

Nuestro cuerpo ha llevado a cabo la ovulación, pero el óvulo no ha sido fecundado. En nuestro ovario, donde estaba el óvulo liberado, aparece el llamado cuerpo lúteo. ¿Qué es esto? Pues viene a ser la cicatriz que queda en el ovario, es decir, la fase final del folículo, que es el lugar donde creció el óvulo. A partir de la salida del óvulo, el cuerpo lúteo modifica su función de creación y se encarga de segregar unas sustancias que permiten a nuestro cuerpo alargar la vida del óvulo para que haya más posibilidades de que sea fecundado.

En caso de que no llegue la fecundación, sentiremos progresivamente los efectos del síndrome premenstrual o SPM. Poco a poco nos aislaremos del mundo y nos sentiremos menos activas. Cabe destacar que en los últimos días de esta fase se muestra una caída en picado de los niveles de estrógenos y progesterona (= menor energía).

En esta fase los sentimientos y emociones se intensifican de menos a más, hasta un punto que llama la atención a la gente que nos rodea. Fácilmente podemos sentir altibajos emocionales muy variables que pueden ir desde una sensación máxima de euforia y felicidad hasta un sentimiento de soledad, aislamiento, vulnerabilidad y tristeza. Nos creemos incomprendidas, de hecho es más que común que no nos entendamos ni nosotras mismas. Si tenemos conversaciones, estas serán probablemente en *petit* comité y más profundas de lo normal. Observaremos más y hablaremos menos. Es ideal buscar un entorno tranquilo y acogedor para encontrarnos con nosotras mismas. Si vives en familia y como tu cuerpo, por naturaleza, necesita espacio, es normal que saltes con mayor facilidad, pues no encuentras tu sitio.

Es curioso, pero parece ser que nuestro cuerpo y nuestra mente han dejado de comunicarse. Mientras el primero sabe que no nos vamos a quedar embarazadas este mes, nuestro nivel de consciencia al respecto es nulo. En cuanto al seguimiento de nuestro ritmo menstrual, podremos ser más o menos conscientes de que entramos en esta fase «delicada» a nivel emocional. Es común volverse más precavidas y sabias, tolerar menos. Es un buen momento para permitirnos un poco de descontrol. ¡Bailemos nuestra canción favorita, saltemos en la cama, lloremos comiendo helado y mirando *El diario de Noa*! Hagamos lo que sea, pero liberando nuestras emociones.

¡Una cosita más! Para ser precavidas, lo mejor que podemos hacer es avisar de que estamos muy sensibles o incluso irritables. Es mejor que sugiramos a quienes nos rodean que tengan un poco de paciencia con nosotras y que no le den demasiada importancia a nuestros actos impulsivos o incluso ofensivos. No hace falta hacerse una camiseta para avisar al mundo de que estamos premenstruales, pero sí es muy beneficioso normalizar la situación: nuestro cuerpo y sus variaciones nunca deben darnos vergüenza.

En resumen, teniendo en cuenta lo que te acabo de contar, te voy a pedir que hagas una pequeña reflexión: hemos de ser capaces de entendernos mejor, de manera que aprendamos a utilizarlo en nuestro día a día. Es fundamental que dejemos fluir nuestra energía femenina, es imprescindible que escuchemos a nuestra naturaleza interior y nos dejemos llevar sin miedo por los dictados de nuestro cuerpo. Llevado a la práctica, en la fase premenstrual y menstrual es de vital importancia comer muy sano, beber agua para rebajar en lo posible la sintomatología general, pero no solo eso, es crucial hacer ejercicio adaptado a cada una de estas fases para sacarle el máximo partido, para sentir más nuestro cuerpo y escucharlo. Si lo que queremos es vivir una vida armónica, lo que hemos de hacer es no forzar la máquina, exteriorizar e interiorizar todo aquello que necesitemos y escuchar a nuestras emociones.

Los secretos del ciclo menstrual

«Una mujer que no tenga control sobre su cuerpo, no puede ser una mujer libre».
Margaret Sanger

Cierra los ojos y escucha a tu cuerpo (filosofía de Christiane Northrup)...

No sé si ya te he comentado que he aprendido mucho de esta sabia mujer, especialmente en una formación que realicé con ella. No recuerdo el título exacto de dicho curso, pero era algo así como «The Miraculous Female Body»... En él Northrup nos enseñó a amar y respetar la naturaleza que corre por nuestras venas. De corazón te recomiendo todas sus obras, sobre todo si te sientes perdida o si ves a tu madre perdida en su fase de menopausia... es di-vi-na.

Cierra los ojos y escucha a tu cuerpo. Hoy vamos a empezar a descubrir nuestra sabiduría femenina interior. La doctora Christiane Northrup afirma en su libro *Cuerpo de mujer, sabiduría de mujer* que jamás podemos ignorar nuestros instintos.

Bueno, la diosa Northrup (como me gusta llamarla) detalla toda una serie de consejos para que las mujeres seamos capaces de fluir viviendo nuestra feminidad con orgullo a lo «AY MAMÁ», con una teta fuera ;)

Cada mujer posee una sabiduría intuitiva y una manera de procesar las emociones que ha de saber descodificar para poder entenderse a sí misma. Sin embargo, es obvio que muchas mujeres están perdidas en un mundo creado por y para hombres, un mundo lineal que no respeta ni representa en absoluto la naturaleza cíclica de la mujer. No solo es necesario que nos volvamos a escuchar y nos reconciliemos con nuestra biología (esa es la parte sencilla), sino que es imprescindible que iniciemos, impulsemos y apoyemos un proceso de normalización social según nuestras necesidades. Deberíamos poder dar nombre y visibilidad a nuestros «instintos», ponerlos en valor para hacer que socialmente no solo sean reconocibles y normales, sino que se conviertan incluso en necesarios. Eso, querida lectora, es la base del empoderamiento de la mujer: identificar, visibilizar y normalizar nuestra naturaleza. *(No me considero una mujer intransigente, solo pretendo un equilibrio equitativo).*

Es posible que a algunas mujeres les cueste comprender a qué me refiero, y no pasa nada.

Yo, en particular, me di cuenta de lo que significaba ser un animal a partir del día en que di a luz a mi hijo. Todos y cada uno de mis sentidos se volvieron instintivos, eran algo totalmente nuevo. Desde entonces me siento como una pantera protegiendo a su cría, luchando por la supervivencia de la especie, soy capaz de dar la vida sin pensarlo ni media milésima de segundo.

Herramienta natural

Ahora ya sabemos y comprendemos que somos animales y que, como tales, estamos unidas a la naturaleza, a nuestro entorno vital y a nuestro legado genético. Amiga, esto que parece una tontería es en realidad algo muy importante, una herramienta con la que una mujer puede entender muchísimas cosas. En este sentido se plasman grandes carencias a nivel educacional, por ejemplo: ¿por qué no nos lo explicaron en clase cuando éramos niñas? ¿Por qué nos hemos ignorado siempre? Escúchame...

«No estamos locas, somos cíclicas».

El ciclo femenino alberga numerosos secretos. Conocerlos nos aportará seguridad, autocontrol y nos ayudará en muchos aspectos.

¿Qué es el ciclo femenino?

¡Compañeeeeraaaa, atenta! Con el fin de ayudarte vamos a descubrir pasito a pasito cada una de las fases del ciclo fértil femenino. Exploraremos los rincones secretos de nuestra naturaleza, de nuestras fases del ciclo y sus variaciones a nivel hormonal. Aprenderemos cuál es la relación que hay entre nuestro estado de ánimo y el momento del mes en el que nos encontremos.

La finalidad es que nos demos cuenta de cómo nos sentimos para entender nuestra forma de funcionar y así poder adaptar nuestro entrenamiento a cada estado/fase. ¿Para qué? Para crear un plan adaptado a nosotras, reducir los niveles de frustración, mejorar la calidad de los entrenamientos y aumentar el rendimiento. Como ya hemos mencionado, la mujer es cambiante día a día, nunca está igual y aproximadamente cada veintiocho días (entre veinticuatro o treinta y dos, a veces) vuelve a iniciar la serie. Así somos nosotras, cambiantes, intuitivas, cíclicas, pero, por favor, jamás de los jamases debemos relacionar los vaivenes de nuestro ciclo hormonal con el desequilibrio o la locura, y menos aún con la debilidad, porque ese razonamiento nos va a convertir en nuestras peores enemigas.

#noestamoslocassomoscíclicas… ¡me pirra este hashtag!

En el transcurso y desarrollo del ciclo, los niveles hormonales de la mujer varían de manera relevante y dan lugar a cinco fases claramente diferenciadas.

Este aspecto es precisamente el que propicia que cada día pueda ser diferente para una mujer, ya que las variaciones hormonales provocan esta situación. Ellas son las encargadas de nuestro funcionamiento, nos mueven y remueven con una finalidad primaria, la supervivencia de la especie, la procreación.

El funcionamiento de nuestro cuerpo es conocido como metabolismo y está controlado en su totalidad por el sistema endocrino (hormonal), encargado de regularlo para que sea el adecuado.

El funcionamiento interno de una mujer es más complejo que el de un hombre, dado que ella alberga la milagrosa capacidad de crear uno —o varios— seres humanos en su interior. ¡Somos la hostia!

Es por ello que, durante aproximadamente los treinta y cinco años que van desde la primera menstruación (menarquia) hasta sus últimas reglas (perimenopausia), la mujer prepara mes a mes su sistema para crear vida en su interior. En el caso de que un óvulo no sea fecundado, el sistema cíclico se renueva y vuelve a empezar derrumbando los «cimientos» del que habría sido el ambiente idóneo para albergar la nueva vida. Es en ese momento cuando el endometrio, la capa interna del útero, cae y se inicia ese proceso que se conoce como menstruación.

Datos curiosos: Mientras me documentaba para este libro descubrí algo que me encantó. ¿Sabes cuál es el origen de la palabra MENARQUIA (primera regla)? Como muchas de nuestras palabras, viene del griego: *men*, que significa mes, y *arkhé*, ¡poder! Este pequeño descubrimiento me provocó una gran satisfacción por un motivo que seguro que todas compartimos: el día de nuestra primera regla todas hemos sentido miedo, todas las mujeres que tenemos a nuestro alrededor nos repiten que ya no somos niñas, que somos mujeres, que hemos «florecido» (OMG qué horrrrrrrrror), que todo va a cambiar, que se ha acabado nuestra infancia... Pues bien, lo que en realidad se esconde detrás de este término científico es algo totalmente distinto: es el día en que adquirimos nuestro poder. ¡Simplemente magnífico!

«Enfoquemos toda nuestra energía en nuestro proceso de transformación».

2. ENFRENTARSE AL CICLO

¡Vamos a ver! Para que podamos afrontar este apartado del libro, te voy a tener que introducir al tema, y sí, ¿qué te voy a contar que no sepas ya a grandes rasgos sobre el ciclo menstrual, regla, periodo o como ovarios quieras llamarlo?

Vamos a ver... es un ciclo que se da en las mujeres cada mes... sangras como una «perra desgrasiada» durante unos días y luego, ¡ala, tira *palante*, morena!

Bueno, esa es una tosca y vulgar definición que «no nos viene nada bien» si lo que queremos es empezar a pisparnos de cómo va esto de no estar loca sino ser cíclica y tener a nuestra vaquilla interior cogida por los cuernos.

Como ya te he explicado, el ciclo dura más o menos veintiocho días, se inicia sangrando y se acaba en el inicio del siguiente sangrado. Como en el juego de la oca, de oca a oca y tiro porque me toca... aquí sería de reglazo a reglazo y tiro porque me ha tocado el cuponazo...ja, ja, ja, yo qué sé... se me va.

> *«Tú que has sanangraaado taaantos meses de tu viiiiida...».*
> Rigoberta B., Festival de Benidorm, 2022

Como ya comenté, este ciclo tiene cinco partes que no son iguales, ya que cada una dura días diferentes. ¿Por qué? Pues no lo sé. Igual nuestro creador se tomó un cubata ese día.

La primera fase es la menstrual, que es cuando te baja la regla y sangras y lo manchas todo aunque no quieras. Esta fase dura unos cinco días. Luego viene la segunda fase, que se llama folicular y es aquella en la que no sangras, te deshinchas porque comes menos y te mueves más porque estás enérgica que te mueres y te quieres devorar el mundo, dura siete días y luego... *Espera, suma primero (5+7=12) ¡OK! Ahora sí, seguimos.*

Luego empieza la tercera fase, que es la más breve (día y medio), se llama ovulación y, ojo piojo, porque si no vas con cuidado, igual te preñas. Es una fase en la que desprendes sensualidad, te ves divina y todos los machos de la manada te quieren montar. *¿He dicho montar... Dios, qué vulgar para ser un libro, ¿no? (Un momento... sumemos, que nos plantamos ya en el día catorce aproximadamente).*

Sigue la cuarta fase, que se llama lútea, en ella tienes *energy* de larga duración, rollo los «conejinchis» de las pilas Duracel. Dura otros siete días. Empiezas a comer como si se fuera a acabar el mundo, pero no de golpe, sino progresivamente. Esta es larguita y cada día tienes más mala leche, es decir... va *in crescendo* y, de pronto, así sin darte cuenta... (ojo que «semo» al día 22,5 aproximadamente) llega la última fase, la «premonstrual».

«¿Eh?». Sí, sí, has leído bien, «premonstrual», porque como se te cruce algún gilipollas por delante te lo comes como si fuera una *cookie* y tú fueras Coco (el monstruo de las galletas). Esta última dura de media cinco o seis días. Te hinchas porque el útero aumenta de tamaño, comes cosas insanas porque tu cuerpo te lo pide y tú se lo permites, y retienes líquidos. Además estás *agotá* y solo quieres esconderte del mundo y meterte en tu madriguera.

Bueno, luego sangras y vuelves a empezar... Pero no todo es tan sencillo, cada fase es mucho más compleja y nos afecta de manera diferente, nuestro cuerpo reacciona a las diferentes variaciones y debemos conocerlas al dedillo.

Entendámonos, descifrémonos...

Como ya hemos comentado, la vida fértil de la mujer dura más o menos treinta y cinco años. Desde el momento en el que nacemos ya tenemos dentro de nuestro cuerpo la reserva ovárica. Las mujeres nacemos con una media de 300 000 óvulos, aunque se calcula que solo ovularán unos 450 a lo largo de la vida.

Por lo general, la ovulación se lleva a cabo por los dos ovarios de manera alterna. Cada ciclo es diferente para cada mujer, pero estadísticamente tiene una duración de entre veinticuatro y treinta y tres días con posibles variaciones.

Cada una de estas fases del ciclo tiene sus propias particularidades tanto físicas como emocionales y energéticas. Este libro ha sido ideado para valorar y adaptar el ejercicio a las variaciones hormonales propias de cada una de las cinco etapas. La finalidad no es otra que la de mejorar el rendimiento de cada una de nosotras para optimizar y afianzar los resultados sin dar pie a excusas que nos desmotiven y nos hagan abandonar un estilo de vida activo.

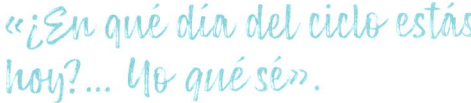

«¿En qué día del ciclo estás hoy?... Yo qué sé».

Es hora de que aprendamos a detectar y a percibir cómo nos sentimos y a la vez llevar un control aproximado del día del ciclo en el que nos encontramos. Este hecho nos hará situarnos en el presente y ser conscientes de por qué nos sentimos como nos sentimos o actuamos de una manera u otra. Entendámonos, desciframos... Comprendamos que hormonalmente somos complicadas... como la maquinaria de los relojes suizos, que son verdaderas obras de arte.

La mujer en edad fértil —aproximadamente el 53 por ciento de la población femenina— experimenta cambios importantes en su capacidad física en consonancia con las subidas y bajadas de los niveles hormonales de cada una de las cinco fases del ciclo. Es decir, nuestra energía está directamente relacionada con el día preciso de nuestro ciclo mensual. Muchas sabemos que estar con la regla es una de las mejores excusas a la hora de no hacer ejercicio. ¿Y si te dijera que eso es relativo, que cada día es especial para unas cosas y no lo es tanto para otras?

Las variaciones que se manifiestan en cada una de las diferentes fases de nuestro ciclo pueden ser muy diferentes entre nosotras y, aunque poseen una tendencia común, no tienen por qué ser las mismas para todas nosotras.

El cuidado de nuestra salud adaptado a cada una de las fases optimizará los resultados y el bienestar de manera garantizada. De igual modo, hacer algo de ejercicio y mantener una vida activa, adaptada a cada fase de nuestro ciclo, nos beneficiará en muchos planos personales de nuestra vida, nos empoderará y nos hará sentir más felices en nuestro día a día.

Para poder arrancar a entender esta ecuación de:

MUJER (FASE DEL CICLO) = ENTRENAMIENTO (X - CONDICIONES DE CADA FASE)

... Si te parece, me centraré en hacerte ver que debemos aprender a escucharnos a nosotras mismas, para lo cual te describiré un conjunto de síntomas que se presentan en cada una de las fases. Pero mucho ojo, no tienes por qué padecerlos todos, también puedes presentar otros.

Recuerda que cada mujer es un mundo y que esta es una «guía» que pretende reflejar a toda la población. Además, también te iré desvelando qué te pide el cuerpo y el ejercicio que este te reclama a gritos, algo que desarrollaremos mucho más a lo largo de estas páginas.

Fase 1. Menstrual o folicular temprana

Amiga, es lo que hay, todas conocemos esta etapa, ya que es la que muestra síntomas más evidentes. Empieza el primer día de sangrado y puede acabar unos días después; en total suele tener una duración de unos seis días aproximadamente, aunque, como acabamos de ver, puede variar de una mujer a otra, de un mes a otro, o incluso según el ovario que ovule.

Cambios a nivel corporal

Es cuando sufrimos sangrado o manchado marrón, pues el cuello de nuestro útero está entreabierto. Este proceso se puede alargar unos días tras finalizar el sangrado, así que no tiene por qué coincidir con el último día de regla.

Normalmente experimentamos sueño, dolor lumbar y una cierta debilidad, pero también nos puede provocar calambres, cambios en la piel, diarreas, migrañas, deshidratación, bajadas de tensión y subida del colesterol.

En nuestro cuerpo notamos una reducción del tamaño del pecho y retenemos menos líquidos por la caída de la progesterona. Durante estos días tenemos un nivel bajo de hemoglobina y nuestras plaquetas viven menos. Sentimos cierta incomodidad con la ropa que llevamos.

Cambios a nivel emocional

Sufrimos cambios de humor. Y sentimos desgana ante los quehaceres diarios de la vida, ansiedad, apatía, indiferencia, irritabilidad, torpeza y fatiga. Es probable que suframos trastornos del sueño y como una sensación de malestar general. Así, con estos ánimos, es posible que suban nuestros niveles de frustración en el rendimiento, si no se adapta correctamente a la fase en la que nos encontramos. Hay que entender que nuestro cuerpo está en «pausa».

Capacidad energética

El nivel de energía es bajo. Esto provoca una menor coordinación, una disminución de nuestra capacidad física y nos proporciona poca capacidad de recuperación. Por otra parte, la falta de energía nos hace comer más. Durante esta fase, la fatiga es nuestro estado habitual y por eso es importante respetar el descanso para recuperarnos.

¿Qué piensa la gente de ti?

La gente te ve a tu rollo, tienes tu particular forma de pensar y unas ganas brutales de contradecir al mundo. Puedes estar más sensible, llorona, incómoda, pero mi consejo es que te dediques a ti, ya que necesitas tu espacio, desconectar y descansar. Es importante aceptarlo y aceptarse, y aprender a sacarle el máximo partido, ya que si te esfuerzas en contradecir tu naturaleza, es probable que te vaya más mal que bien. Requieres soledad: deja de lado un poco a los que te rodean y, si quieres, explícales que es tu momento del mes y que, por favor, comprendan que puedes estar más expuesta a discusiones y malos rollos. Los baños de espuma, la meditación y las sesiones de relajación con música *chill out* van muy bien.

¿Qué te pide tu cuerpo y qué se aconseja?

Desconexión del mundo, relax y reposo. Búscate a ti misma, mímate, hazte mascarillas, renuévate, ve a darte un masaje o dedícate a escribir y desahógate. Busca dentro de ti, porque estás supercreativa. Te sugiero que cuentes hasta diez antes de atacar al mundo, porque seguirá rodando linealmente, cuando quizá lo que tú necesites sea vivir tu fase de retirada y recargarte de fuerzas.

¡Respétate por encima de todas las cosas y aíslate si así lo necesitas! Piensa en lo que podrás hacer cuando estés mejor, prepara un plan para los días de *energy*. Por otro lado, recuerda que el ejercicio físico es un muy buen método para paliar los síntomas: en esta fase no estarás especialmente *on fire*, no te pegues una machacada, porque no te ayudará. Nuestro objetivo será trabajar la técnica, es decir, la forma en la que hacemos ejercicio. Vamos a coger menos peso y hacer más repeticiones (con buenos descansos), siempre delante del espejo para corregir nuestra postura. Aunque te dé un poco de palo, al hacer ejercicio nos encontraremos mejor, ya que se liberan endorfinas que nos ayudarán a estar de mejor humor. Además evitaremos o reduciremos los molestos calambres tan típicos de esta fase.

El ejercicio

A menos que te retuerzas de dolor, el deporte no está en absoluto contraindicado, lo debemos utilizar como terapia para contrarrestar y mantener el rendimiento. El deporte segrega serotonina que contrarresta el efecto del elevado nivel de cortisol (hormona del estrés) que corre por tus venas estos días.

Vístete cómoda, tienes que estar bien hidratada y comer de manera muy saludable. Para realizar actividad física, te aconsejo que pruebes la copa menstrual, va muy bien. Además contribuirás a cuidar el medio ambiente, ya que no generas residuos y se rentabiliza en nada y menos. Los ejercicios que te recomiendo realizar son de carga media, ya que tu objetivo principal es mantenerte en forma, pero no mejorar tus marcas. Es mejor hacer ejercicio sin impacto, en ambientes relajados y con músicas suaves que te ayuden a desconectar del mundo.

Fase 2. Folicular

Temperamento *speed*: Estos días son TOP, jornadas brillantes llenas de buen rollo. *You got the power, my friend!* En un ciclo de veintiocho días, esta fase va del día siete al trece. Si tu ciclo no es de veintiocho días, mira la tabla del apartado específico.

Características generales
Alegría, fuerza elevada, optimismo, daño reducido, estamos retadoras, con ganas de mejorar, estamos juguetonas, sexuales y cómodas.

Cambios a nivel corporal
Como hace poco que se nos ha retirado la regla, el flujo es transparente y acuoso, por tanto, nuestra capacidad de vigilia y la respuesta muscular aumentan. Tenemos un mejor nivel de energía y más lipólisis, es decir, un menor consumo de las grasas. Durante este periodo maduran entre veinte y treinta óvulos. Creamos buenos depósitos para el glucógeno, las grasas, las proteínas y los electrolitos. Por otra parte, no retenemos líquidos y nuestra temperatura corporal es baja.

Cambios a nivel emocional
Nuestro estado psicoemocional es óptimo. Esto nos permite una sensación de frescura, alegría, optimismo y positivismo. Nos encandila más el juego y estamos más motivadas, con ganas de renovarnos. Vivimos con la sensación de comernos el mundo.

Capacidad energética

Esta es nuestra mejor semana del ciclo, pues nos sentimos con fuerzas y con un nivel de energía muy alto. Por eso podemos recurrir al ATP muscular. Somos más fuertes que rápidas y mostramos una gran resistencia física. Nos recuperamos bien de la actividad física.

¿Qué piensa la gente de ti?

Piensa que eres muy guay, te ve segura de ti misma, que has cambiado esa carita complicada por una que rebosa felicidad y positivismo. Sales de una fase de introversión y brotas como si de un despejado y anaranjado amanecer se tratase. Te rodeas de gente, ves tu día a día con otros ojos, sonríes con facilidad, ¡qué guay!

¿Qué te pide tu cuerpo y qué se aconseja?

Tu cuerpo te pide salir, moverse mucho, emprender. Mi consejo es que aproveches estos días para hacer todo aquello para lo que nunca dispones de tiempo. Si tienes un proyecto, es el momento de ponerte con él. Destacas por encima de lo que sueles hacer. ¡Estás que te sales!

El ejercicio

Es un momento para arrancar con el entrenamiento fuerte. Se quema mucho y recuperamos muy rápido. Creamos buena masa muscular. Recuerda, tener más masa muscular no supone agrandarnos —en plan cruasán—; todo lo contrario: cuanta más masa muscular tengamos, mayor será nuestro consumo basal, es decir, quemaremos más calorías sin hacer «ni el huevo». Podemos hacerlo todo, o por lo menos intentarlo, con una sonrisa en la cara. Lo que también debemos tener en cuenta es que no tenemos grandes depósitos de grasa dado que los niveles de la hormona (TSH) evitan su acumulación, así que no hagas entrenos maratonianos porque es probable que no los aguantes.

Fase 3. Ovulación

La energía tiene una relativa bajada porque todas tus funciones están en su máximo esplendor. Es como si te quisieras duchar en una casa en la que todos los grifos del agua estuvieran «a tope» encendidos; obviamente saldría agua, pero no con la presión habitual. Esto es lo que ocurre con nuestros niveles de *energy*. Eso sí, son días muy efectivos y poderosos, así que te aconsejo que le des caña a tu musculatura, ya que es cuando mayor cantidad de músculo somos capaces de generar. Esta fase ocurre entre los días catorce y quince, y es con diferencia la más corta de todas. Para que te hagas una idea, apenas dura treinta y seis horas. Además, lo que es muy importante, las posibilidades de quedarnos embarazadas son muy altas; estamos en nuestro pico de fertilidad.

Características generales
Nos sentimos muy empáticas por ayudar y resolver problemas, nos mostramos más cariñosas y sociables. Nos vemos y estamos superatractivas, sube nuestra temperatura corporal. Nuestro cuerpo está preparado al cien por cien para la fecundación, así que si buscas «perpetuar la especie» (silbido sexi), este será tu *special day*. Si no es el momento, recuerda usar protección para evitar sustos.

Cambios a nivel corporal
Esta es la etapa más fértil, el flujo tiene aspecto como de clara de huevo y puede darse un ligero manchado por el proceso de ovulación. Tal vez se manifieste un leve dolor o se puede sufrir un cólico. Quizá la temperatura corporal se eleve hasta 37 ºC. Es el momento en que la hormona del amor hace su aparición: suben los niveles de la oxitocina. Experimentamos retención de líquidos y también distensión abdominal. Nuestras defensas están más bajas,

podemos sufrir dolor abdominal y el cérvix está más blando, abierto y alto.

Cambios a nivel emocional
Somos más cariñosas, tiernas, curiosas y sociables. Nuestra libido está más acentuada y buscamos más las relaciones. Nuestro nivel de energía es más alto. Nos sentimos más atractivas y bellas. Nos fijamos más en las cualidades físicas de aquellas personas con las que queremos mantener relaciones.

Capacidad energética
Curiosamente, presentamos una relativa bajada de energía.

¿Qué piensa la gente de ti?
Estás muy pero que muy atractiva. La gente te mira con buenos ojos, tus buenas vibraciones se ven y se sienten. Se te ve más cercana, bondadosa y carismática. Es probable que te fijes en los hombres con facciones viriles y que ellos también se fijen en ti, ya que desprendes feromonas por todos los poros de tu piel.

¿Qué te pide tu cuerpo y qué se aconseja?
El cuerpo te pide que vivas tu sexualidad, estás más predispuesta a disfrutar. Te aconsejamos atacar y pasártelo teta.

El ejercicio
Aunque percibimos un ligero *stop* en nuestro camino energético, no dejan de ser días fantásticos para movernos. Puede que sintamos un poco de bajada en el rendimiento deportivo, pero toca aprovechar el momento de máxima creación de células por el que pasa nuestro cuerpo en estos días para generar nuevas fibras musculares.

Fase 4. Fase lútea

En un ciclo de veintiocho días nos movemos entre los días dieciséis y veintidós. Los niveles de energía siguen siendo buenos por lo menos hasta el día veintiuno, en los que empiezan a caer progresivamente. Los niveles de la hormona encargada de prepararnos para el embarazo están altos, por lo que nuestro cuerpo almacena energía de manera inteligente y es más complicado perder peso, aunque nuestros depósitos de energía en forma de grasa mejoran.

Características generales

Empieza a subir progresivamente la ansiedad (ya que los niveles de cortisol aumentan). Nos duelen los pechos. En esta fase todavía podemos perder peso, pero puede empezar a costar. Se trata de una fase parecida a la segunda en lo referente a capacidades, pero un punto más abajo, dado que perder grasa se complica. Se trata de la etapa en la que la mujer es más intuitiva. Estás fuerte, pero quizá más sensible físicamente.

Cambios a nivel corporal

El flujo vaginal en esta fase tiene un aspecto blanquecino y espeso, estamos en un momento no fértil. Contamos con un mayor número de reservas y acumulamos grasas, además de experimentar una subida de la insulina. Nos sentimos más hinchadas por la progesterona y el estrógeno. A lo anterior va unida una mayor sensibilidad y dolor en los pechos, además de retener líquidos, sodio, potasio y cloruro. Si el estrés está presente en nuestra vida, hay posibilidad de aumentar de peso entre dos y tres kilos.

Cambios a nivel emocional

Nuestro estado psicológico es bueno, aunque podemos sufrir una pequeña y progresiva subida de la ansiedad. También es cierto que nos sentimos más intuitivas. Cuando llega el final de la fase, al caer los niveles de estrógenos, la tristeza puede aparecer. El sistema nervioso se relaja y aumenta nuestra sensación de sueño.

Capacidad energética

El estado psicológico es óptimo, aunque podemos arrastrar cierta sensación de fatiga, que aumenta si tomamos anticonceptivos orales.

¿Qué piensa la gente de ti?

Bueno, vas a menos, pero es poco perceptible por quienes te rodean. Tienes que ser capaz de seguir remando porque, aunque empieces a sentir alguna molestia, no te ves afectada de manera relevante.

¿Qué te pide tu cuerpo y qué se aconseja?

Tienes que ser capaz de seguir con tu vida, tu cuerpo se beneficiará mucho de ello. La temperatura corporal está más elevada de lo normal, lo que puede ocasionarte torpeza, pues la velocidad de contracción de tus fibras se va a ralentizar. También es por eso que vas a tener menor tolerancia al calor y peor termorregulación. En caso de tomar anticonceptivos, puede subir la sensación de fatiga y el peso en esta fase, así que procura llevar una alimentación muy cuidada y dormir ocho o nueve horas para recuperar bien y no subir tus niveles de estrés.

El entrenamiento

Hacer ejercicio (sin picos de intensidad) rebaja el agobio que solemos sentir durante esta fase si no ha habido fecundación.

Puedes trabajar a una intensidad media tirando a elevada y durante periodos de tiempo más largos de lo habitual. Las capacidades por lo general son buenas. Es muy importante hidratarse bien para contrarrestar la caída de sodio. El entrenamiento puede ser perfectamente similar al de la fase folicular e incluso de mayor duración.

Fase 5. Premenstrual

Es la última de las fases y tiene una duración aproximada de cinco días, que por lo general son complicados, tirando a malos.

Características generales
Bajón máximo de energía, rendimiento pobre, aumento de fatiga, malos tiempos de reacción. Se inicia progresivamente el malestar, aparecen el cansancio, la hinchazón, la incomodidad. Es común subir de peso, así que tenlo en cuenta a la hora de subirte a la báscula. El dolor abdominal y de espalda, el aumento de la materia grasa que se acumula en la piel y el dolor de pechos nos harán resoplar en más de una ocasión.

Nuestro útero se deshace del que habría sido el nido de nuestro polluelo. Es por eso que nos mostraremos más depresivas, sensibles y con ganas de llorar, malhumoradas, tensas, bordes, hostiles, melancólicas o sensibles (una maravilla). Somos carne de cañón para actuar de manera impulsiva, descontrolada y probablemente incorrecta.

Cambios a nivel corporal
En esta fase el flujo es opaco con aspecto cremoso. El vientre se nos empieza a hinchar y pueden aparecer dolores, pinchazos y cólicos. De hecho, podemos padecer el síndrome premenstrual (SPM), donde hacen su aparición un sinfín de molestias: malestar general, migrañas, fatiga muscular, cansancio, dolor abdominal y de pechos, aparición de sebo en piel y cabello, hinchazón general, estreñimien-

to, apetito pronunciado si los niveles de T3 (hormona del crecimiento) aumentan, subida de peso, aumento de la glucosa y mayor degradación de las proteínas (afecta a los músculos).

Cambios a nivel emocional
Tendemos a la inestabilidad psicológica y a una mayor tensión psíquica. Estamos más nerviosas, impacientes, más propensas al mal humor y a la irritabilidad, crecen nuestros niveles de ansiedad, nos da más por la depresión, la melancolía y la sensibilidad. Nos cuesta mantener la atención, tenemos más hambre y, además, descansamos peor.

Capacidad energética
Vivimos el máximo bajón de energía, y esto afecta mucho, claro está, al rendimiento deportivo. Nos sentimos más fatigadas y cansadas y reaccionamos a todo más lentamente, de manera más pobre.

¿Qué piensan de ti?
Es probable que la gente piense que estás «torcida», ya que disimularlo no se nos da nada bien, especialmente si tenemos un poco de... como decirlo... carácter.

¿Qué te pide tu cuerpo y qué se aconseja?
Comer de forma impulsiva, estar modo vago total, necesitas descansar una o dos horas más de lo normal, ya que, de lo contrario, no serás capaz de recuperar la energía necesaria y estarás más exaltable. Tienes ganas de estar haciendo un *hobby* que te gusta en el sofá.

El entrenamiento
Tu cuerpo ha generado relaxina, que aporta mayor inestabilidad articular. Eso es bueno para trabajar la flexibilidad, pero con cuidado,

ya que se trata de un momento en el que es más probable lesionarse. Por varios motivos la capacidad de transporte de oxígeno empeora, y ello nos afecta en multitud de aspectos de nuestro rendimiento. Debemos realizar ejercicios sencillos y no ejecutarlos a grandes velocidades, pues nos podríamos lesionar. Debemos hacer un trabajo a nivel medio y no de mucha duración con el fin de no perder las mejoras alcanzadas hasta ahora y prevenir la subida de peso.

¿EN QUÉ DÍA DEL CICLO *CREES QUE PUEDES ESTAR HOY?*

Este punto del libro es muy bueno para pensar y analizarnos de manera particular. Reflexiona sobre cómo te encuentras, qué tal te ha ido el día, analiza si has tenido hambre, si te sientes muy cansada, si te apetece hacer el amor, analiza sin miedo el color de tu flujo vaginal, si te sientes hinchada, si has estado de buen humor o si has tenido fuerzas para afrontar las adversidades. Analiza si te has visto más guapa, si tienes el pelo más graso que otros días, si te has cansado más que de costumbre al subir la escalera, si has necesitado hablar con una amiga o si, por el contrario, necesitabas un baño caliente y silencio.

3. UNA NUEVA FILOSOFÍA

Por qué crear un entrenamiento específico

Hasta el momento no he encontrado al hombre de mi vida. Dios me dio muchos dones, pero se ve que el día que repartían la puntería de los «buenos tíos» yo me despisté.

El tema es que en una de mis últimas rupturas (jajaja, parezco la Preysler), el chaval coge y me dice: «Honestamente, creo que eres una mujer con muchos altibajos, un día feliz, otro histérica... creo que eres inestable y eso no me da confianza».

Con el afán de liquidar la relación rápido y sin dolor verbalicé las que iban a ser mis últimas palabras como «novieta» de este machucambo (que, por cierto, estaba muy requetebueno).

– «*Let me tell you something...*» (porque era guiri).
– TRADUCCIÓN: «Permite que te diga algo, mi actuación no es más que la consecuencia de tus actos en las diferentes circunstancias que se han dado, es decir, no sufro de esquizofrenia paranoide. Pero, como me has caído bien, te voy a descubrir la panacea de las relaciones que funcionan. Presta mucha atención, porque creo que te contaré algo que puede que a tus casi cuarenta años te sirva... No existen mujeres estables, porque nuestra naturaleza no es esa... Es lo que tiene ser la máquina de crear bebés, somos todas (y le repetí) todas igual de complejas».

Le miré la cara esa de póquer que se le quedó... (jajaja). Me dijo: «¿En serio?».

Nada más empezar el libro te comenté que, aunque la cosa está cambiando, vivimos en un mundo generalmente masculinizado y que poco tiene en cuenta a la mujer, su funcionamiento y sus necesidades.

A estas alturas imagino que ya te habrás percatado de que el metabolismo femenino viene regido por sus cambiantes hormonas. Lo que ocurre es que el funcionamiento de las mujeres es complicado y variable, dado que su función vital la dota para crear vida en su interior, algo realmente milagroso, por eso su mecanismo es bastante más retorcido que en el caso del sexo masculino.

En cada una de las fases del mes el cuerpo femenino está sometido a un constante cambio dirigido por variaciones hormonales.

¿De verdad tenemos que seguir entrenando con sistemas cero adaptados a nosotras? ¿Todavía no nos hemos dado cuenta de que no somos lineales?

De verdad creo que ser mujer mola mogollón, es muy divertido. ¿Acaso te subirías a una montaña rusa sin subidas, bajadas y *loopings*? Yo creo firmemente que la maravilla de ser mujer es top... solo que tenemos que aprender a comprendernos, y ese es el quid de la cuestión.

La variación metabólica es tan grande que nos afecta en muchísimos sentidos. Somos tan distintas en cada una de las fases que, a veces, no es de extrañar que aquellas personas que no tienen el ciclo (como nuestros entrenadores o profes de educación física) no entiendan nada de nada.

Los programas de entrenamiento comúnmente son lineales, adaptados al hombre. En este aspecto cabe tener en cuenta que el ser masculino es lineal. Hormonalmente hablando, el macho adulto fértil se mantiene siempre igual y, en cuanto a sus capacidades básicas de energía y rendimiento, no presenta variaciones relevantes. Eso no tiene por qué ser ni mejor ni peor.

«Lo único que tenemos que saber es que somos diferentes».

En pleno siglo XXI todavía no es común que los preparadores físicos, ya sean chicos o chicas, adapten sus planes de entrenamiento a las fases del ciclo de sus clientas o deportistas. La energía de nuestro cuerpo depende, en muchos aspectos, de la fase y el día del ciclo en el que se encuentre nuestro metabolismo y, en consecuencia, la capacidad de nuestro cuerpo y nuestro rendimiento cambiarán muchísimo... ¿Debería considerarse entonces?

En algún que otro CAR (centro de alto rendimiento) ya se ha empezado a aplicar esta nueva filosofía de trabajo. Hay equipos femeninos de fútbol, gimnasia o atletismo que adaptan el entrenamiento de sus chicas a sus ciclos menstruales, y los resultados deportivos han mejorado considerablemente. Además, me consta que varias universidades están en procesos de estudio para poder trabajar en esa línea con deportistas de élite.

Crear una rutina de trabajo cíclica y adaptada al ciclo menstrual ha llevado a las deportistas a minimizar los efectos de la frustración y a mejorar sus resultados; esto es debido a que cuanto más ejercicio físico realiza una mujer, menor envergadura tienen las molestias asociadas al periodo previo de la menstruación y a los días de sangrado menstrual.

Te voy a demostrar que nada tiene que ver un hombre común con una mujer común. Atenta, porque quiero explicarte los movimientos oscilantes de nuestras hormonas y cómo afectan a nuestra capacidad de rendimiento.

Las diferencias más destacadas de la condición física masculina *vs.* la femenina

Llegamos al corazón del libro, un apartado que para mí es la clave de todo. Te recomiendo que prestes muchísima atención y que, si eres entrenador/a, te tatúes esto en el cerebro.

Una vez un/a iluminado/a dijo:

> *«Adaptarnos a nuestro ritmo biológico optimizará nuestro rendimiento».*

Pero ¿qué es exactamente el rendimiento?

El rendimiento es aquello que se obtiene a partir de una inversión, en este caso hablamos del rendimiento como la capacidad básica a través de la cual obtendremos el mejor beneficio que se pueda.

La finalidad no es otra que la de ganar efectividad en los entrenamientos.

Para trabajar queriendo obtener los mejores resultados, primero tenemos que saber qué tipo de materia prima tenemos ante nosotros/as/es/is/us.

Entre los años setenta y ochenta, los investigadores avanzaron considerablemente en el estudio de la fisiología de la mujer y explicaron la importancia de adaptar el entrenamiento de manera específica a las mujeres, concluyendo las diferencias más destacables de las mujeres *vs.* las de los hombres.

Lo que no consigo entender yo, de ninguna de las maneras, es por qué han tenido que pasar casi cuarenta años hasta llegar a este libro.

Todos los datos que vas a leer a continuación están contrastados científicamente y puedes consultar la fuente de todos ellos en la bibliografía que tienes al final del manual.

DE TODO ESTO CONCLUIMOS QUE:

- La mujer varía metabólicamente de manera cíclica y, en consecuencia, tanto las capacidades de rendimiento como las necesidades para el entrenamiento también varían.
- En el caso del hombre no se da así, ya que en edades paralelas a las comparadas con la fase fértil de la mujer son hormonalmente lineales.
- La mujer posee menor cantidad de masa muscular que el hombre.
- Por constitución, la mujer tiene menor concentración de receptores de testosterona. Una de las funciones de esta hormona es determinar la cantidad de masa muscular. De aquí deducimos por qué la mujer tiene menor capacidad de desarrollo muscular que el hombre.
- Es imposible que las mujeres musculen como los hombres de manera natural. Esto se debe a que los hombres tienen aproximadamente una cantidad de testosterona dieciocho veces superior a la de la mujer en sus niveles más altos. Además, la mujer tiene estrógenos (hormonas que inhiben el efecto de la testosterona).
- Las mujeres poseen mayor cantidad de fibras lentas (tipo 1) que los hombres. Son fibras rojas que tienen

poca capacidad de activación, destinadas a movimientos de poca explosividad, más aeróbicos que específicos de fuerza.
- «Si estableciéramos un valor general, la fuerza del miembro superior de la mujer sería igual al 55 por ciento de la de los hombres» (Bishop, P., 1987). Por lo tanto, las mujeres poseen menor fuerza en el tren superior (brazos, pecho y espalda) que los hombres. Y también menciona: «La mujer tiene un 73 por ciento de la fuerza que el hombre tiene en el tren inferior».
- Si la fuerza *(isométrica de miembros inferiores)* del hombre y la mujer se expresa en relación con el peso corporal y la masa muscular, la mujer tiene una fuerza de entre el 92-106 por ciento de la del hombre (Fleck, S. y Kraemer, W., 1997).
- La mujer tiene más resistencia a las situaciones de fatiga y dolor.
- La mujer tiene una menor cantidad de EPOC (*Excess Post-exercise Oxygen Consumption)*, medida cuantitativa de energía que tu cuerpo debe gastar para recuperarse. De aquí concluiremos que la mujer necesita un menor tiempo de recuperación entre ejercicios (dependiendo de la fase del ciclo en la que se encuentre).
- La mujer es más «entrenable», ya que sus adaptaciones físicas al entrenamiento son más rápidas.
- La mujer puede entrenar con mayor frecuencia que el hombre, ya que se recupera seis veces más rápido que un hombre (Burke, 2010).
- La mujer se desentrena más rápido que el hombre.
- En las fases en las que los estrógenos están más elevados, la mujer entrena mejor; este pico coincide con la fase folicular de la mujer.

- La mujer tiene una media saludable de grasa corporal (tejido adiposo) del 22 por ciento, mientras que los hombres requieren solamente un 10 por ciento.
- La mujer tiene menor capacidad para metabolización de las grasas, por eso tiene mayor dificultad para perder peso que los hombres.
- El efecto térmico del medio afecta menos a las mujeres que a los hombres, mostrando así una mayor adaptabilidad.
- Por lo general, el almacenamiento de grasa es diferente; en el caso de la mujer, esta tiende a almacenar grasas en caderas, piernas y, posteriormente, abdomen. En el caso de los hombres, la grasa se almacena primero y principalmente en el abdomen.
- La forma de utilizar los hidratos de carbono no es igual. En el caso de la mujer, esta posee menores depósitos de glucógeno (forma de reserva energética) que el hombre.

Y hasta aquí algunas de las conclusiones que he podido obtener de estudios que ya tienen sus años. Quizá consideres que falta algo de «info» en este apartado. Yo también me he quedado medio mosca, ya que he querido plasmar más aspectos, como por ejemplo las diferencias de hombres y mujeres en cuanto a capacidad de sufrimiento o umbrales del dolor, pero... después de mucho leer, todavía existe una gran controversia y, sinceramente, no lo considero demasiado relevante para la finalidad de este libro.

Así que dejo la pelota en tu tejado para que concluyas si la mujer es más o menos sacrificada que el hombre o si tolera peor, igual o mejor el dolor. «Que cada loco/a sujete su unicornio».

¡Sigamos! Si la diferencia marcada entre el funcionamiento del cuerpo masculino y el femenino es tan obvia, ¿por qué no existen más adaptaciones a ellas? ¿Por qué seguimos el ritmo de ellos?

Como punto final de este apartado me gustaría explicar que he encontrado más curiosos y divertidos aspectos que nos diferencian a unos de otras y que subrayan, una vez más, que las mujeres vienen de Venus, y los hombres, de Marte. Entre estas notas y curiosidades te contaré que los cerebros de los hombres y las mujeres se parecen y plantean similitudes estructurales y funcionales solamente en un 53 por ciento, o que la mujer tiene más desarrollados unos aspectos que otros, entre los que cabe destacar la empatía, la emoción y la sensibilidad.

«Cuando nos percatamos de que la sensibilidad es un don y no un lastre, cobramos fuerza».

Oscilaciones hormonales, rendimiento variable

«Que no sea tu ciclo el que te domine a ti».

¿Qué es lo que determina la capacidad de rendimiento de una deportista?

Después de leer y leer y leer, he decidido que nos vamos a centrar en tres planos que son fundamentales para lograr un buen rendimiento deportivo. Obviamente existen otros, como la nutrición y el estrés.

Los planos que afectan directamente al rendimiento deportivo son el estado físico corporal, el estado emocional y la capacidad energética.

También hay aspectos externos, pero esos los trataremos más adelante.

¿Quiénes determinan cada uno de los estados que se dan en cada persona? Adivina... *Yes, my friend*, las hormonas.

Seamos prácticas, en este apartado podríamos complicarnos mucho, pero como, sinceramente, lo veo del todo innecesario, solo te hablaré de las hormonas, te explicaré qué carajo hacen en cada una de las fases y cómo puede afectarnos su función. Seamos mujeres prácticas y, si te sientes más intrigada y con ganas de más, te animo a hacer tu propia investigación. ;)

Las principales hormonas de las que te voy a hablar tienen nombres extraños: la hormona luteinizante o LH, la hormona foliculoestimulante o FSH.

Luego tenemos a la progesterona y al estradiol. Obviamente puedo complicarte un poco más la existencia hablando de las hormonas tiroideas (como la TSH o las T), de la testosterona, la hormona del crecimiento (GH), el cortisol (hormona del estrés), la serotonina... ¡Prometo no pasarme!

Sí, yo qué sé, igual te importa poco, pero quiero que por lo menos te suenen de algo. El caso es que te doy permiso para mirar este apartado por encima.

Nuestro sistema reproductor

Te voy a hacer un breve resumen de cómo es nuestro sistema reproductor, para que ubiques las zonas de las que te iré hablando.

Fuera de la pelvis
La hipófisis: es una especie de «bolita» que se encuentra situada bajo la masa encefálica, en la base del cráneo. Se trata de una glándula de renombre, ya que resulta determinante en muchas funciones del cuerpo, entre ellas el envío de órdenes a nuestros ovarios.

Dentro de la pelvis

Ovarios: pertenecen a nuestro sistema reproductivo. Tenemos dos, uno a la derecha y otro a la izquierda, y en reposo tienen la forma y el tamaño aproximado de una almendra. Son los encargados de almacenar y preparar los óvulos, para que después se vaya uno solito (por norma general) hacia las trompas de Falopio. De manera secundaria, una vez ovulado, los ovarios toman un papel crucial como glándula endocrina produciendo progesterona y estrógenos, de los que te hablaré en las próximas líneas.

Las trompas de Falopio: me parece increíble que el descubridor de nuestras trompas fuera un hombre, en concreto, un anatomista del Renacimiento italiano, el doctor Gabriele Fallopio, médico del siglo XVI. Este señor descubrió dos tubas uterinas que comunicaban el útero con los ovarios. Además fue el precursor del condón, lo creó con tripa de animal y estaba orientado a prevenir enfermedades epidémicas de transmisión sexual. ¿A que no lo sabías?... «Nunca te acostarás sin saber una cosa más».

El útero es el nido en el que crece el pollo... Es concretamente una parte del sistema reproductor y tiene la forma de una pera. Está situado entre la vejiga del pipí y el recto intestinal. Si el óvulo es fertilizado en las trompas, llega a esta zona, en cuyo interior tiene una cavidad recubierta de un tejido en el que puede anidar.

El endometrio es la pared o el tejido interno que se produce en el interior del útero a lo largo del ciclo. Se cae por completo durante el proceso de sangrado de la menstruación y se regenera y engrosa a lo largo de todo el ciclo. Si hay un óvulo fecundado, este puede anidar en sus paredes e iniciarse un embarazo. En caso de que no, se cae en forma de regla, y vuelta a empezar.

El cérvix o cuello: se trata de un conducto de aproximadamente tres centímetros de largo que conecta la cavidad interna del útero con la vagina. Por lo general, suele estar cerrado, pero al ser una porción fibromuscular puede variar, es decir, se puede abrir o cerrar. Eso dependerá de la edad, de la fase del ciclo y de los partos. Viene a ser el fondo de la vagina... para que te sitúes.

La vagina o «chichi», que es lo único que más o menos ubicamos bien (ríete, mujer). Se trata de un conducto que se extiende desde la vulva hasta el cuello del útero y es el lugar donde los *machomen* introducen su pene para fecundarnos... Bueno, eso o darnos placer. Pero, vamos, que no te obsesiones con eso, porque hay otras cosas muy divertidas que pueden introducirse aquí sin necesidad de que aparezca el macho alfa en cuestión.

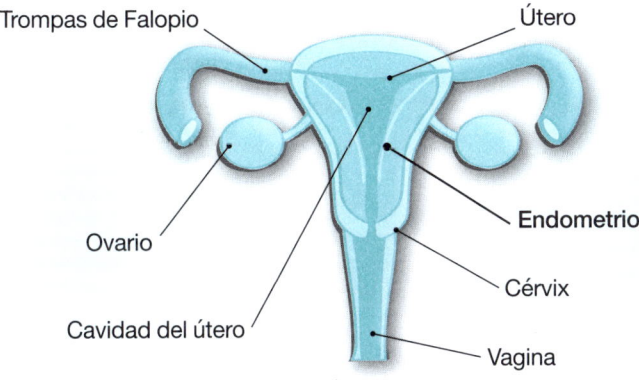

Hablamos de hormonas principales

Hormona luteinizante: la LH es producida por la hipófisis. De ella depende la fase del ciclo menstrual. Esta hormona aumenta rápidamente justo antes de la ovulación, cerca de la mitad del ciclo (día catorce de un ciclo de veintiocho días). Esto se llama pico de LH.

Hormona foliculoestimulante: la FSH es la hormona foliculoestimulante, producida por la hipófisis, y tiene como función regular la maduración de los óvulos durante la edad fértil.

El estradiol aumenta la libido. Es el responsable de que en cada ciclo menstrual se forme un único ovocito maduro. Activa la producción de otra hormona (hormona luteinizante o LH) que produce la ovulación. Prepara la zona del útero llamada endometrio para que anide el embrión, dando lugar a un embarazo. Disminuye la viscosidad del moco cervical para favorecer la movilidad de los espermatozoides a través de él.

La progesterona es una hormona sexual que liberan los ovarios (o en el embarazo la placenta). Durante el ciclo menstrual, su función es acondicionar el endometrio para facilitar la implantación del embrión en este y en el embarazo ayuda a que transcurra de manera segura.

Los movimientos de las hormonas en cada fase

A grandes rasgos y para que te *pispes* un poco de cómo nos afectan:

1. EN LA FASE MENSTRUAL

FSH: los valores de esta hormona empiezan a subir ligeramente para iniciar la fase de reclutamiento. Los niveles de FSH están por encima de los de LH.
LH: ligeramente bajos. Los niveles de FSH están por encima de los de LH.
ESTRÓGENOS: bajas tasas.
PROGESTERONA: va bajando.
OTRAS: subida del cortisol (segregado para estimular, en la siguiente fase, al estradiol que formará el folículo). El cortisol moviliza la glucosa y baja los niveles de testosterona y estradiol.
Los factores de crecimiento están bajos.
TSH: elevada.

2. EN LA FASE FOLICULAR

FSH: solo sube para crear el folículo y luego se mantiene estable.
LH: los niveles de esta hormona suben y están por encima de los de la FSH.
ESTRÓGENOS: la evidencia científica apunta a que el incremento de estradiol durante esta fase regula al alza la TSH (facilita la pérdida de peso) y, por tanto, bajan los niveles circulantes de T4 y T3 (mejor absorción de sustratos energéticos).
PROGESTERONA: los niveles más bajos de todo el ciclo menstrual.
OTRAS: testosterona alta. Suben los niveles de factores del crecimiento.
Sube la TSH, mayor lipolisis.

3. EN LA FASE OVULATORIA

FSH: cae la FSH.
LH: pico alto de niveles de la LH, en consecuencia un óvulo es liberado (posible pinchazo abdominal), luego baja.
ESTRÓGENOS: sube el nivel de los estrógenos.
PROGESTERONA: se aprecia la subida vertiginosa de los niveles de progesterona, hormona dedicada al anidamiento (si no hay fecundación, bajará de nuevo en la siguiente fase. En caso de gestación, se mantendrán altos).
OTRAS: subida en los niveles de factores del crecimiento.
Pico en los niveles de testosterona, que es buena para el rendimiento.
Sube también la serotonina.
Sube la TSH, mayor lipolisis.

4. EN LA FASE LÚTEA

FSH: bajan los niveles.
LH: bajan los niveles.
ESTRÓGENOS: los niveles de estrógenos se mantienen elevados al 70-80 por ciento. Además, suben en un segundo pico, pero de manera general sus niveles caen.
PROGESTERONA: los niveles aumentan, hay un pico de progesterona, una hormona anabólica de tejido graso.
OTRAS: suben los niveles de insulina, pero al quedar su capacidad inhibida por el efecto de la progesterona, la glucosa no tiene manera de entrar en las células y se queda circulando en la sangre. Esto supone que no haya forma de consumir esa glucosa y de ahí que se acumule en el tejido graso.
Este hecho se da a modo de almacenamiento de nutrientes por si existiera posibilidad de gestación. Esto se traduce en una buena tolerancia al ejercicio de larga duración.
Hay un efecto anabolizante de los esteroides sexuales, como la testosterona. Esto se da también porque el cuerpo se prepara para un posible embarazo.

5. EN LA FASE «PREMONSTRUAL»
(Sí, sí, monstrual, porque te conviertes en monstruosa y lo sabes)

FSH: sube progresivamente para provocar el siguiente inicio de ciclo.
LH: al igual que su compañera, la LH sube progresivamente para provocar el siguiente inicio de ciclo.
ESTRÓGENOS: caída de sus niveles.
PROGESTERONA: caída de los niveles. La subida de peso depende de la retención hídrica asociada a esta hormona. La progestero-

na genera resistencia a la insulina, por lo que sus valores basales pueden subir y es fácil acumular grasas.
OTRAS: comprobada la bajada en los niveles de testosterona. Se inicia el aumento de los niveles de relaxina. (Aumenta el riesgo de lesiones, ya que empeora la estabilidad y mejora la elasticidad). Las T3 y T4 elevadas provocan una ligera subida de la FC (frecuencia cardiaca).
Aumentan los niveles de cortisol, hormona catabólica.

Tal y como vemos, esto no es en absoluto sencillo. Ahora a ver quién es la valiente que se pone a organizar una planificación adaptada a este embrollo.

En fin… Ligado a lo que te decía al principio de este apartado («*Oscilaciones hormonales* vs. *rendimiento*») y si todavía te queda alguna neurona viva (después de leer sobre la actuación de las hormonas), voy a hablarte del lío que ocurre a los tres niveles que, según mi criterio, tienen mayor relación con el rendimiento de la mujer.

Recordemos
- Estado físico/corporal
- Estado emocional
- Capacidad energética

Lo normal es sentir cambios

Las oscilaciones hormonales que hemos explicado hasta ahora se traducen en millones de cambios a nivel corporal, emocional y energético. Todos estos aspectos influyen de manera directa en nuestro rendimiento y, por tanto, debemos tenerlos en cuenta a la hora de ponernos en forma.

Caso real. Entra una clienta y le pregunto: «¿En qué día del ciclo estás hoy?». Ella me dice: «Estoy en mi día quince... fase ovulatoria, ¿no?». Entonces yo le pregunto: «¿Cómo te sientes?».

Para saber cuándo estás en una fase o en otra, te puedes guiar por los números de día de cada mes, pero esto no tiene por qué ser del todo exacto.

Por eso te recomiendo conocerte mejor y saber cómo te vas a sentir en cada una de estas fases, ya que te ayudará a situar tu momento mejor y así entrenarás de acuerdo con ello.

Ahora te voy a dar pistas sencillas de aplicar que te permitirán ubicarte en tu mes, ¿ok? Empezamos.

El cuerpo

¿Cómo está mi cuerpo en la *fase 1: MENSTRUAL*?

Si estás en esta fase, es probable que te sientas hecha un trapo... especialmente los primeros días. Fase catabólica total.

Se trata de una fase en la que la mujer se suele sentir incómoda. Esto es debido a la hinchazón que presentamos por el aumento del tamaño del útero en los días previos.

Se trata de una fase catabólica (contraria a la angiogénesis), esto quiere decir que no tenemos una buena capacidad deportiva. En estos días se produce un sangrado o manchado marrón y el cuello del útero está entreabierto.

Esta fase se puede alargar unos días tras finalizar el sangrado, así que su finalización no tiene por qué coincidir con el último día de regla.

En la fase menstrual es muy normal sentir sueño, dolor lumbar, debilidad, calambres, cambios en la piel, diarreas, subida del colesterol, migrañas, deshidratación, bajadas de tensión.

En estos días, de manera progresiva, nos irá dejando de doler el pecho, ya que su tamaño irá disminuyendo.

Al entrar en esta fase se produce también una progresiva bajada de la retención de líquidos gracias a la caída de la progesterona.

Nuestra sangre también sufre algunos cambios: los niveles de Hb (hemoglobina) se ven relativamente afectados a la baja. Disminución del tiempo de vida de las plaquetas.

¿Cómo está mi cuerpo en la *fase 2: FOLICULAR?*

Fase anabólica… ¡a entrenaaar!

Las hormonas se vuelven a mover y «¡*Oh yeah, baby*, puedes con todo!». Te vas a sentir más tú que nunca.

Mientras, en tu interior maduran entre veinte o treinta óvulos (en los folículos) y la temperatura corporal baja.

Hace ya unos días que el sangrado se ha retirado y pareces resurgir como el ave fénix.

Obsérvate, analiza tu flujo, es… transparente y acuoso.

En estos días aumenta y mucho tu capacidad de vigilia, tu respuesta muscular y los niveles de *energy*. ¡Eres un puto lince!

Sentirás que te deshinchas y que la retención de líquidos desaparece.

Tienes los depósitos de glucógeno, lípidos, proteínas y electrolitos hasta arriba. Eso se traduce en un depósito lleno para correr con tu Lamborghini.

Mete primera y acelera, pequeña, porque este es tu momento top.

¿Cómo está mi cuerpo en la *fase 3: OVULATORIA?*

Seguimos en una fase buena, también anabólica. Agárrate que vienen curvas. Mientras tu cuerpo sigue avanzando en la senda de tu ciclo, hoy te has levantado y te ves más guapa que nunca. ¡Menuda piel, colega! Brillas, te sientes guapa, eres sexi y lo sabes. ¿A qué se debe?

Querida amiga, acabas de entrar en la fase más fértil. Sale «el prota de la peli» a jugar. Se suelta el óvulo del folículo y ahí que se va él, a la aventura. Junto a él, un sinfín de hormonas del amor que brotan por los poros de tu piel (oxitocina).

Ojo, querida, que puedes quedarte embarazada, y eso los machos lo huelen a leguas. Aunque nos hemos desanimalizado, y esto ellos no lo saben.

Puedes sentirlo pero, si todavía te queda alguna duda, echa un ojo a tus braguitas y analiza... ¿Cómo está tu flujo hoy? En estos días el flujo o moco vaginal tiene aspecto de clara de huevo. Si aún no lo tienes claro, utiliza un termómetro y mira a ver si te ha subido la temperatura corporal a 37 ºC.

No es oro todo lo que reluce. Atenta, porque aunque te sientas divina, hay un «no sé qué» que te hace estar un poco «ñé». Puedes notar una ligera bajada de defensas, un leve dolor abdominal y un poco de retención de líquidos.

El cérvix está blandito, alto y abierto. El cuerpo quiere maaambo. ¡Uh!

¿Cómo está mi cuerpo en la *fase 4: LÚTEA?*

Esta es una fase buena, anabólica, en la que es bastante complicado perder peso.

Si no sabes si estás en esta fase, te aconsejo que observes tu flujo vaginal, que ahora tiene un aspecto blanquecino y espeso debido a que en esta fase ya no eres fértil. (A ver si te vas a creer que quedarse preñada es tan sencillo).

Empezamos a sentir más hambre y a comer más. De ahí que aumenten las reservas energéticas. Con relación a esto podemos mencionar una subida en los niveles de insulina, lo cual propicia mayor acumulación de grasas. Esto nos permite tener más fondo, aunque no a un nivel tan «top» como el de la fase 2, la folicular.

Empieza la parte que menos nos mola, nos empezamos a hinchar progresivamente. Esto es culpa directa del aumento que se da en los niveles de progesterona y estrógeno.

Asimismo, empezamos a sentir mayor sensibilidad y posible molestia en las tetas, sobre todo al llegar al pico de la progesterona. También por este motivo existe retención de líquidos, de sodio, potasio y cloruro.

Relájate y mímate, porque en caso de tener estrés, puedes llegar a subir entre dos o tres kilos durante esta fase y la pre-regla.

¿Cómo está mi cuerpo en la *fase 5: PRE-REGLA*?

Menuda movida... Empieza una fase realmente mala para el entrenamiento y nos toca pelearlo, si estamos medio bien, o aceptarlo si no hay dios que nos levante de la cama.

La mejor palabra que te define estos días es «torpe», con cariño, mi niña. Todo se te cae, te tropiezas o te olvidas de dónde aparcaste el coche, pero tranquila, todo muy normal.

Si estás torpe y te quieres cerciorar de que definitivamente estás premenstrual, echa un ojo a tu moco vaginal. Ahora es blanco, opaco y con aspecto algo cremoso.

Estos días continuamos en la línea de la fase anterior, el vientre sigue hinchándose, comes más dulce (o salado, según te pegue) y empiezan a aparecer pinchazos o cólicos.

Ojo, amiga, que si nunca has sido madre, te voy a hacer un *spoiler*: estos dolores son muy parecidos a los de las contracciones de parto, solo que multiplicados por... un millón. ¡Qué guay, eh!

Si eres de las que dicen tener el SPM, igual encaja y bastante en esta parte. El SPM significa síndrome premenstrual, y dicen que solo un 75 por ciento de las mujeres lo padecen, en fin...

Este síndrome se ha llegado a tratar como una enfermedad mental… De hecho no sé si se sigue considerando como tal, pero desde luego manda pelotas.

Las enfermedades mentales están súper de moda y están además saliendo del armario, así que ya sabes. Si tú también quieres salir del psico-armario, puedes decir que tienes un SPM y que sufres de malestar general, migrañas, fatiga muscular, cansancio, dolor de abdomen, mal olor del sudor, subida del sebo capilar, estreñimiento, mayor apetito, subida de peso, aumento de la glucosa basal y mayor degradación proteica.

Y aunque se le trata de síndrome, a mí personalmente me parece de lo más normal del mundo teniendo en cuenta que el cuerpo ha estado creando un castillo de naipes inmenso y le acaban de decir que no vale absolutamente para nada y que haga el favor de volver a empezar.

Mis emociones

¿Cómo me voy a sentir en mi *fase 1: MENSTRUAL*?

Tu cuerpo está en pausa. Aunque no tienen por qué darse todos estos cambios, es posible que durante esta fase sientas modulaciones en tus estados de humor.

Por norma general apreciarás mayor desgana, apatía, fatiga y torpeza. También irritabilidad, sueño y malestar general.

Es muy posible que debido a tu estado suban tus niveles de frustración al rendimiento y de ahí la importancia de entender que esta fase es súper introspectiva y que es mejor aislarse un poco del mundo.

¿Cómo me voy a sentir en mi *fase 2: FOLICULAR*?

¡Te vas a comer el mundo! Esta fase es la bomba. Tu estado psicoemocional es óptimo.

Te sientes renovada, fresca, alegre y muy motivada. Además estás juguetona, más divertida y gamberra. Te ríes un poco de la vida y te sientes motivada.

¿Cómo me voy a sentir en mi *fase 3: OVULATORIA*?

Estás motivada. Físicamente te sientes atractiva, guapa y presumida. Rebosas amor y cariño. En esta fase estás más tierna que nunca. Estás sociable, curiosa y desinhibida.

Tu libido está que arde y buscas gustar para relacionarte.

Estás avispada, muy creativa y tienes un nivel intelectual alto.

Tu nivel de energía es bueno, así que ¡adelante!

¿Cómo me voy a sentir en mi *fase 4: LÚTEA*?

Tu estado psicológico en general es muy bueno. Puedes apreciar una pequeña y progresiva subida de la ansiedad, pero nada grave.

En esta fase eres más intuitiva que nunca, una bruja piruja... y te dejas llevar por tus corazonadas. Si algo no te encaja o no es bueno para ti o los tuyos, lo sabes, y punto.

Al final de esta fase empiezas a sentir algo de tristeza o cansancio. Aparece también progresivamente una sensación de sueño aumentada.

¿Cómo me voy a sentir en mi *fase 5: PRE-REGLA*?

Amiga, esta fase no mola. Te vas a sentir inestable y es normal notar mayor tensión porque estamos más nerviosas e impacientes.

Si tienes una reunión importante, «abortamos plan».

Si tienes un novio/marido, te aconsejo que le alertes... Querido, estoy de mal humor, irritable y con la ansiedad por las nubes porque estoy premenstrual. Además estoy tristona, puede que hasta llorona o «depre». Es muy importante que le aclares que no eres solamente tú, que les pasa a todas las mujeres del universo.

Nuestros niveles de atención son bajos, estamos torpes y tenemos hambre y sueño todo el rato.

Consejo: aíslate del mundo y crea cosas nuevas. ¡Aprovecha!

Mi energy

SÍNTOMAS QUE PODEMOS DETECTAR A NIVEL DE CAPACIDAD ENERGÉTICA

1. **Fase menstrual** **(+)**	Nivel bajo de energía. Menor coordinación. Disminuye la capacidad física. Poca capacidad de recuperación. La falta de *energy* hace comer más. Elevada tasa de fatiga. Importancia de la fase de descanso para recuperarse.
2. **Fase folicular** **(+++)**	Es la mejor semana. Tienes las fuerzas altas. Sentimiento de comerse el mundo. Nivel de energía muy alto. Se recurre al ATP muscular (vía rápida). Estás fuerte pero no rápida. Cómoda ante la resistencia física. Buena y rápida recuperación.
3. **Fase ovulatoria** **(++)**	Ligera bajada de energía, pero buena motivación.

| 4.
Fase lútea
(+++) | Estado psicológico óptimo.
Puede iniciarse la aparición de sensación de fatiga.
Si se toman anticonceptivos orales, la percepción de fatiga aumenta y nos cansamos antes. |
|---|---|
| 5.
Fase premenstrual
(-) | Bajón máximo de energía.
Afecta mucho al rendimiento deportivo.
Aumento de la percepción de la fatiga y la sensación de cansancio aparece antes.
Tiempos de reacción pobres. |

No nos olvidemos del estrés *versus* rendimiento

El estrés también afecta a nuestra energía y nuestro rendimiento deportivo.

Ha llegado el momento de hablarte del estrés y de cómo puede perturbar la motivación y los resultados de nuestros entrenamientos. A medida que progreso en los estudios y en mi trabajo sobre el sistema hormonal de la mujer, más puedo apreciar cómo este afecta a su rendimiento.

El metabolismo, o funcionamiento natural para el equilibrio saludable del cuerpo, es controlado por una sustancia que bien nivelada resulta fantástica, pero que, en descontrol altera el buen funcionamiento del sistema y, en consecuencia, tumba la asimilación de resultados en nuestros planes de entrenamiento. Hablo de una hormona en concreto, su nombre es «cortisol», que se encarga de activar el sistema de alerta de nuestro cuerpo ante una situación de peligro, algo comúnmente conocido como estrés y que en niveles muy elevados puede convertirse en una verdadera pesadilla. Y es que, verás, el ritmo frenético de nuestros estilos de vida a veces se vuelve en nuestra contra e incluso puede ocasionar periodos en los que estamos sometidas a mayores niveles de ansiedad y presión emocional.

Estos momentos son en los que la capacidad de rendimiento de la mujer se ve más afectada. Esto se acentúa o empeora a la hora de aproximarnos, por ejemplo, a nuestro periodo menstrual, ya que los niveles de cortisol suben con el fin de hacer que se desprenda el endometrio, esa capa esponjosa que cubre durante unos días la pared interna del útero en la que anida el óvulo si es fecundado. Este tejido tiene la función de nutrir y proteger a la nueva vida si nos quedamos embarazadas. Pero ¿y si no hay embarazo? ¿Entonces qué ocurre? «Catabolismo y destrucción del castillo de naipes», ya que en caso de que no haya anidamiento, esta pared se descama y cae, dando lugar al sangrado menstrual, y entonces «¡*Toc-toc! Hola, soy tu menstruación*».

Somos animales, seres de vida hechos para crear vida. Recordemos que el funcionamiento femenino está centrado en «la creación» de vida y que, por tanto, lo más básico del cuerpo femenino es estar siempre en guardia y preparado para dar vida.

De modo que, si durante más de medio mes el cuerpo prepara el «nido», cuando se da cuenta de que no hay embarazo, comienza de nuevo derrumbando esta pared para poder volver a empezar al mes siguiente. En este «derrumbe» el cortisol tiene un papel fundamental, ya que contribuye en una última acción para provocar el sangrado menstrual y dar lugar así a un nuevo ciclo.

Esta función es automática, como la respiración, y, como bien sabes, está orientada a perpetuar la especie humana. Además de ser un gesto propio e innato, funciona superbién en condiciones de vida normales, como demuestra el 49,5 por ciento de la población del planeta.

¡Me estás *estreeeesaaaando!* El estrés viene y va, vamos por fases, las hay mejores y las hay peores, y no pasa nada. Por eso, si estás pasando por una fase de presión emocional o inquietud, quizá tus niveles de cortisol se disparan, ya que es la forma que tiene nuestro sistema endocrino de responder a las situaciones de estrés. El cortisol, aparte de intervenir en el ciclo del endometrio, tiene otras muchas funciones, y algunas de ellas nos preparan para afrontar esa situación de peligro.

Te pondré un ejemplo: cuando el cortisol se dispara, el nivel de azúcar en sangre también sube. Esto se debe a que el organismo necesita asegurar que si tenemos la necesidad primaria de «salir huyendo», no nos falten reservas energéticas, y, por el contrario, este sobresfuerzo provoca una caída del sistema inmunitario…

¿Y cómo puede afectar eso a nuestros entrenamientos? Pues, obviamente, si nos ponemos a sumar los vaivenes de estrés en los niveles de cortisol ligados al ciclo menstrual, harán que notes algunos cambios o contrapuntos en tus entrenamientos, en los niveles de motivación y en los resultados.

Es lógico pensar que si tenemos mucho estrés, el cortisol anda desbocado y este desorden afectará en muchos aspectos, empezando por el ciclo menstrual (por ejemplo: ciclos más o menos cortos, retrasos, SPM, etcétera) y siguiendo por los niveles en tus defensas. El cortisol nos afecta a nivel físico de una manera real, trastornando el equilibrio del metabolismo.

¿Qué podemos notar en nuestras sesiones *fit* o en nuestro día a día?

Estaremos más alteradas, dormiremos peor, nos recuperaremos peor, conciliar el sueño nos puede costar. Además podremos apreciar que se nos acumula más grasa de lo habitual, también que nos cuesta más crear masa muscular y que tenemos menos fuerza, ya que el pico de cortisol afecta a los niveles de la testosterona, una sustancia que nos impulsa y da mucha energía.

Por otro lado, cabe tener en cuenta que el cortisol es una hormona catabólica, esto quiere decir que contribuye a destruir fibras musculares en lugar de crearlas.

Del mismo modo, en los casos de estrés se puede notar una bajada de defensas. Quizá te duela la garganta, te sientas más cansada que de costumbre o tengas menos ganas de entrenar porque sientas malestar físico. Los niveles elevados de ansiedad y estrés afectan al control de las capacidades motoras, por lo que tal vez te encuentres algo torpe, controles menos tu equilibrio o tengas menor capacidad de concentración a la hora de realizar tareas de mayor complejidad técnico-coordinativas. Para rematar, al contar con menor capacidad de control motor, aumenta el riesgo de padecer una lesión muscular o de hacernos daño.

¿Qué soluciones aparentes existen para reducirlo?

Obviamente cuando una mujer alcanza este nivel y se perpetúa en el tiempo, tiene que hacer algo para solucionarlo. Organizarse bien el tiempo, hacerse listas, priorizar, tratar de ser conscientes/realistas a la hora de afrontar las responsabilidades diarias y no sobrecargarse es de gran utilidad. Además, es de suprema importancia respetar los periodos de descanso y las fases de sueño, que han de superar las ocho horas.

Hay que tener en cuenta que la alimentación resulta un factor clave en esta circunstancia, ya que existen una serie de alimentos que empeoran y pueden aumentar los niveles de la hormona del estrés en sangre. Si este es tu caso, no es recomendable comer productos excesivamente procesados, bebidas que contengan cafeína o alimentos ricos en azúcares artificiales.

Los entrenamientos de intervalos de alta intensidad (HIIT) también tienen que ser suprimidos en esta fase, ya que sobre todo activan el sistema nervioso parasimpático, encargado de prepararnos para el descanso, y si no descansamos correctamente, nuestro estado de ansiedad solo podrá ir a peor.

Por favor, tengamos en cuenta que es mejor realizar entrenamientos simples y sencillos, sin grandes complicaciones y con ejercicios de, por ejemplo, equilibrio para trabajo de la colocación del cuerpo, de juego, de estiramientos, de baile o de relajación.

Ojo si nos acercamos a la fase premenstrual y estamos en un periodo de estrés. A la inestabilidad propia de la fase menstrual o premenstrual se sumarían los efectos de este y empeoraría todavía más la situación. Sería entonces primordial el trabajo de ejercicios para evitar lesiones o frustraciones innecesarias. Piensa que lo más importante es moverse para sentirse mejor y no lesionarnos o enfadarnos con nosotras mismas.

El ejercicio más recomendado en caso de estrés es cuidarse, tomar conciencia de nuestro problema y tratar de activar el nervio vago, que es el encargado de relajarnos.

Para activar este nervio existen varias cosas que podemos hacer: reír, cantar, bailar, respiraciones profundas, tragar y, obviamente, hacer ejercicio y disfrutarlo.

Si con el paso de los días aprecias que no eres capaz de controlar tus niveles de ansiedad, te invito a hacer alguna sesión de relajación o *mindfulness...* En YouTube hay mogollón.

En resumen, busquemos estrategias y herramientas populares para rebajar los niveles de estrés; solo si lo afrontamos y lo asumimos, conseguiremos controlarlo y antes retomaremos nuestro equilibrio físico y emocional.

¿Cómo puedo saber en qué fase me encuentro?

«El autoconocimiento te empodera, la autoaceptación te vuelve invencible».

Ya hemos explicado anteriormente que para poder mejorar el rendimiento y evitar perder el tiempo y la energía inútilmente lo mejor es adaptar los métodos de entrenamiento a la mujer que tenemos delante y a aquellas cualidades que destacan por encima de otras según la fase o el día del ciclo en los que nos encontremos. Hasta aquí la parte fácil, pero ¿cómo sé yo en qué fase del ciclo estoy o está una mujer?

Para explicar este apartado, lo primero que debemos tener en cuenta es que **un ciclo** dura desde el primer día de sangrado hasta el primer día de sangrado del siguiente ciclo.

*Cuadro ejemplo de las fases de un ciclo ordinario:

1	2	3	4	5	6	7
Fase 1	Fase 1	Fase 1	Fase 1	Fase 1	Fase 1	Fase 2
8	9	10	11	12	13	14
Fase 2	Fase 2	Fase 2	Fase 2	Fase 2	Fase 2	Fase 3
15	16	17	18	19	20	21
Fase 3	Fase 4	Fase 4	Fase 4	Fase 4	Fase 4	Fase 4
22	23	24	25	26	27	28
Fase 4	Fase 5	Fase 5	Fase 5	Fase 5	Fase 5	Fase 5

Lo más común es que un ciclo conste de veintiocho días, pero no creas que todas tenemos ciclos de veintiocho días exactos. De hecho, por lo general, nuestro ciclo tiene una duración de entre veinticuatro y treinta y dos días.

Sabemos que la mayoría de las mujeres tienen una propensión natural a ser regulares, es decir, que su ciclo se repite en número de días a lo largo del año, aunque también puede haber algunas ligeras variaciones, y esto no nos ayuda a la hora de programar un entrenamiento.

De ahí la importancia de tener en cuenta que existen algunas condiciones en nuestro día a día que pueden alterar la regularidad y aumentar o disminuir los días de un ciclo a otro. Principalmente van asociados a cambios en nuestro entorno, por ejemplo: un viaje, los cambios de temperatura, de estación, los cambios en la alimentación o, cómo no, el estrés... Aunque en este aspecto puede tener mucho que ver la «reserva ovárica» (número de óvulos que nos quedan almacenados), ya que en los últimos años de menstruación (o regla) los ciclos se acortan y ello puede ser señal de reserva ovárica baja o perimenopausia próxima. Lo mejor es hacerse una prueba de sangre específica a partir de los treinta años.

Todos estos aspectos pueden afectar la normal periodicidad de nuestros ciclos.

¿Por dónde empiezo?

Si no sabes de cuántos días es tu ciclo, no pasa nada en absoluto; eso sí, a partir de hoy hemos de empezar a apuntarlo. El fin es conocernos mejor. Puede parecer una tontería, pero en realidad es algo muy importante para nosotras. ¡Así que haz memoria! ¿Cuándo te vino el último periodo? Hoy mismo vas a tener que registrar los datos menstruales en la agenda, el calendario o en alguna de las aplicaciones que existen para anotar tu ciclo en el móvil.

Las aplicaciones son muy buena opción, puesto que las tenemos a mano y son perfectas para

1. Registrar cada aspecto del ciclo menstrual
2. Saber en qué fase del ciclo nos encontramos
3. Entendernos y hacer que nos entiendan

¡Habla sin tapujos! Otra opción sugerente es la de comentar con amigas cómo nos sentimos en un momento concreto de nuestro ciclo.

Te pondré un ejemplo: ¿Cómo nos percibimos antes de que nos baje la regla a nivel emocional o energético? ¡Hablémonos! Así podremos averiguar si las características de cada una coinciden o no y nos sentiremos más amparadas cuando pensemos que nadie nos comprende.

«Mi amiga Victoria, que dice que los días previos a la regla su vida parece un culebrón venezolano...», jajaja, estoy totalmente de acuerdo.

Créeme, esta será la mejor manera de empezar a darnos cuenta de que cada día somos diferentes y no vernos como un bicho raro, una loca o lo que sea...

Calcular la duración de cada una de mis cinco fases

Una vez que ya sepamos de cuántos días consta aproximadamente un ciclo de nuestro sistema reproductor, nuestro autoconocimiento se volverá aún más fascinante, ya que nos toca averiguar en cuál de las cinco fases que existen nos encontramos actualmente. ¡Es como un trabajo de investigación!

¡Te prometo que averiguarlo resulta entretenido, curioso y que no es tan complicado, tiene truco!

Fase 1	Menstruación	21,41 %	Fase variable 46 %
Fase 2	Folicular	25 %	
Fase 3	Ovulación	7,1 %	Siempre tienen una duración, no son variables (14 días)
Fase 4	Lútea	21,42 %	
Fase 5	Premenstrual	17,85 %	

Ante todo, y llamativamente, es importante que tengamos en cuenta que las tres últimas fases (ovulación, lútea y premenstrual) tienen una duración no variable de catorce días. Esto quiere decir que las tres últimas fases duran lo mismo para todas las mujeres.

Pero ¿cómo podemos calcular los días que duran exactamente nuestras fases 1 y 2 en cada caso en particular o si el ciclo no es de veintiocho días?

Para averiguarlo, simplemente debemos hacer una regla de tres sobre el total de nuestros días del ciclo. Presta mucha atención a los tres primeros pasos a seguir en la siguiente fórmula y, si quieres, rellena tus datos particulares en el espacio que verás a continuación:

PASO 1. Calcula cuánto duran tus fases 1 y 2 (menstruación y fase folicular). Para ello haz esta simple resta:

N.º de días de tu ciclo
14 días

N.º días total de fases 1 y 2

PASO 2. Calcula cuánto dura tu fase 1 (menstruación). Para ello multiplica el número de días total de la fase 1 por 0,46:

N.º días total de fase 1
x 0,46

Días de tu fase 1

PASO 3. Calcula cuánto dura tu fase 2 (lútea), simplemente resta el **total de las fases 1 y 2 y los días de tu fase 1**:

N.º días total de fase 1 y 2
− Días de tu fase 1

Días de tu fase 2

PASO 4. Las fases 3, 4 y 5 durarán siempre lo mismo:

Fase 3 (ovulación) = **36 horas**

Fase 4 (lútea) = **6 días**

Fase 5 (premenstrual) = **5 días**

Pongamos un ejemplo: imaginemos que tu ciclo es de 26 días.

26 días −14 = Son **12 días que nos duran las dos primeras fases**.

La **fase 1** durará = 12 x 0,46 = 5,52 días
La **fase 2** durará = 12 − 5,52 = 6,48 días

Recuerda que:
La **fase 3** siempre dura 36 horas.
La **fase 4** dura 6 días.
La **fase 5** dura 5 días.

Si las mates no eran lo tuyo, o por si no encuentras tu vieja calculadora —ya te vale, tienes una en el móvil—, he preparado este cuadro con la duración de cada fase en ciclos menstruales entre veinticuatro y treinta y dos días, que son las duraciones más frecuentes.

CICLO DE:	Duración de la fase 1 Menstrual	Duración de la fase 2 Fase folicular	Duración de la fase 3 Ovulación	Duración de la fase 4 Fase lútea	Duración de la fase 5 Premenstrual
24 días	4,5	5,5	2	6	5
25 días	5	6	2	6	5
26 días	5,5	6,5	2	6	5
27 días	6	7	2	6	5

28 días	6,5	7,5	2	6	5
29 días	7	8	2	6	5
30 días	7,5	8,5	2	6	5
31 días	8	9	2	6	5
32 días	8,5	9,5	2	6	5
	46 por ciento es VARIABLE		Estas tres fases NO VARÍAN NUNCA		

Ejercicio: Rellena tu cuadro personal

Mi ciclo es de:_ _ _ _ días	Mi fase 1 dura: _ _ _ _ días	Mi fase 2 dura: _ _ _ _ días	Mi fase 3 dura: _ _ _ _días	Mi fase 4 dura: _ _ _ _días	Mi fase 5 dura: _ _ _ _días

«La vida sin bienestar no es vida».

No siempre se sangra

Podría darse el caso de que por diferentes causas la mujer no esté sangrando en la fase menstrual. Sería el caso de mujeres que han padecido, por ejemplo, una histerectomía de útero y mantengan sus ovarios o también en aquellas mujeres que lleven un DIU hormonal.

Estas mujeres, al no tener sangrado, pueden ir algo perdidas en lo que a control de su ciclo se refiere ya que no se evidencia (con sangrado) la fase menstrual. Para que ellas también puedan ubicar el tempo de sus ciclos les recomendaría que trataran de localizar su fase premenstrual mediante las molestias y cambios que se dan y que los registren en una agenda de manera cíclica.

SEGUNDA PARTE

4. ENTRENAMIENTO

Preliminares

Nuestro propio método (A-daptado al C-iclo M-enstrual)

¿Qué puede ser más justo para nosotras y nuestro desarrollo en la actividad física? Nos encontramos en el ecuador del libro y vamos a refrescar el concepto que junto a muchas predecesoras hemos creado, y es que, a partir de hora, tendremos en cuenta este método para poder realizar ejercicio, ya que está adaptado al ciclo menstrual (ACM) y es lo más correcto.

Como te podrás imaginar, hemos llegado a la parte interactiva del libro, así que empezamos a movernos.

Por fin vas a levantar el pandero del sofá, ¡yuhuuu!

Recuerda todo lo que hemos aprendido y, ante la menor duda, recurre al manual para consultar lo que sea. No olvides que podemos realizar ejercicio a diario, puesto que una de las maravillas del cuerpo femenino es su rápida capacidad de recuperación en veinticuatro horas.

Aun así, y sobre todo si eres de las que se inician o no tienes tanto tiempo, entre sesión y sesión vamos a dejar un día de descanso, tampoco es cuestión de estresarse, ¿no? Es importante empezar de manera progresiva permitiendo que nuestra estructura musculoesquelética se adapte al ritmo de trabajo paso a paso, evitando entrenar en exceso, las agujetas, el estrés y otras molestias adaptativas.

Ahora que ya sabemos identificar aproximadamente la fase del ciclo en la que estamos, podemos aprender a gestionar nuestras rutinas de entrenamiento adaptándolas al *tempo* de nuestro propio organismo. Es por eso que vamos a tener que empezar este plan una vez comience nuestro ciclo menstrual, para poder así coordinar el ciclo femenino con la programación de entrenamiento.

«Reconstruyamos nuestro imperio interior».

Aspectos que no debemos olvidar

Antes de desarrollar la idea de este plan y con el fin de adaptarnos un poco más a nosotras, me parece fundamental determinar aquello que queremos conseguir. Dicho de otra manera, ¿cuáles son nuestros objetivos? Como te dije al principio del libro, sin meta no hay método, sin meta no hay reto. Es muy importante tener siempre en mente cuáles son las inquietudes que nos mueven, pues ellas serán el motor para agitar la motivación.

Estos intereses serán determinantes a la hora de sentar las bases de algo crucial: nuestra motivación, y sobre ellos construiremos una rutina de trabajo que garantice un rendimiento óptimo.

Esto quiere decir que no basta con proponérnoslo y punto; nos lo vamos a tener que currar «mazo» desde un primer momento.

Mi recomendación es que reflexiones y busques aquellas facetas de la actividad física que más te gusten, y sobre ellas montar tu rutina de trabajo. El objetivo es disfrutar, disfrutar y disfrutar, y de esta manera consolidaremos esa rutina que nos permitirá alcanzar nuestros objetivos, es decir, será nuestra principal motivación :)

Plantearnos estos objetivos firmes nos va a recordar por qué estamos llevando a cabo este sistema de entrenamiento, y el hecho de que estén construidos sobre algo que nos gusta o nos interesa, nos ayudará a alcanzarlos en aquellos momentos en los que el trabajo se nos haga cuesta arriba.

> «Elige un trabajo que te guste y no tendrás que trabajar ningún día de tu vida».
> Confucio

¡Vamos, campeonas, tenemos que montárnoslo para dedicarnos media horita en cuerpo y alma!

Para poder garantizar el éxito de este plan es muy importante completarlo, por eso lo planteamos como un RETO, algo por lo que tenemos que luchar y trabajar aunque sepamos que arrancar siempre es lo que más cuesta. Por eso, os recomiendo que cojáis un rotulador, escribáis en un folio lo que queréis conseguir y lo colguéis en un lugar bien visible —por ejemplo, en la nevera— y así poder leerlo todos los días en los que realicemos este plan.

¡Sentaos a pensar el para qué queremos entrenar! ¿Qué nos mueve a esto? ¡Hagamos esa lista, os daré ideas!

Estoy segura de que muchas mujeres quieren verse mejor estéticamente, tener mayor estabilidad y fuerza emocional y ser más capaces de controlar, por ejemplo, los cambios de humor de la semana previa a la «regli». Otra motivación puede ser querer demostraros que realmente sois capaces, quizá estar más saludables o notaros mejor, fluir más y estresaros menos. Podría ser para perder grasa, aumentar la masa muscular, sentiros más fuertes, desahogaros, superar una mala fase o mejorar la calidad de vida. ¡Lo que sea, pero que os remueva por dentro!

Estoy segura de que todas necesitamos mejorar nuestra capacidad de rendir en el día a día. Tener la cantidad de energía necesaria para afrontar la jornada es lo que en muchas ocasiones marcará no solo nuestra capacidad y calidad a la hora de hacerlo, sino nuestra actitud y voluntad a la hora de resolver las diferentes situaciones que se puedan dar. Y ahí es adonde vamos con este plan, a la mejora de nuestro rendimiento para obtener un mayor beneficio de las rutinas eso sí, siempre aplicado a cuantos aspectos de nuestra vida podamos ;)

Mi ciclo me guía entrenando

La capacidad de rendimiento en las diferentes etapas de nuestro mes tiene una tendencia general similar en la mujer en edad fértil. Se trata de unas condiciones internas cambiantes, que ya hemos comentado en las páginas anteriores, y que son propias de cada una de las variadas partes del ciclo total. Ahora que ya sabemos esto, ¡pasemos a la acción!

Tenemos cinco fases:
1) Menstrual
2) Folicular
3) Ovulatoria
4) Postovulatoria o lútea
5) Premenstrual

Antes de empezar...
¿Qué necesitamos para arrancar este plan?
Para entrenarnos tenemos que ser prácticas y sencillas, menos es más, como decía Coco Chanel *(elegaaaansia ante todo)*. Es por eso que no te voy a exigir un espacio enorme ni materiales de última generación; más bien voy a intentar hacerte esto fácil no vaya a ser que empecemos a poner excusas ;)

El espacio

En cuanto al espacio, un lugar en el que quepa la esterilla, en el que estés cómoda y te puedas mover... poco más. Además deberías tener a mano las cuatro cosillas que te pido de material (que te detallaré a continuación) y, si es posible, una puerta cerca para enganchar la goma elástica.

El *outfit*

Muchacha, a estas alturas ya te debes imaginar cómo vestirte para hacer una sesión *fit*..., ¿o no? Bueno, por si andas un poco despistada, te diré que lo ideal son pantalones cómodos, mejor elásticos, de algodón y un buen top deportivo que nos sujete a Lola y Manola, o a Pixi y Dixi, como prefieras llamarlas.

Calcetines deportivos y calzado en condiciones, con buen refuerzo en tobillos y que no sean deportivas blanditas, *«s'il vous plaît»*. Atarse bien la zapatilla para prevenir lesiones en nuestros maravillosos y estilosísimos tobillos es más que importante... porque si no, ya te veo con el culete pegado al sofá, lesionada y enfurruñada.

Sigamos... en cuanto al material...

El material

Ya se escucha la cuenta atrás, pero obviamente, antes de empezar, es muy importante disponer del material que vamos a necesitar para llevar a cabo nuestras supersesiones de entrenamiento ACM. El material que propongo no es difícil de conseguir y ocupa poco. Además, si viajas, puedes gestionar los entrenamientos... ¡Todo está perfectamente organizado!

Vamos a necesitar:

- Banda elástica: Se trata de una goma cerrada de unos 40 centímetros. Una herramienta muy útil y práctica para el trabajo de tonificación que nos ayuda a ejercer una determinada resistencia en la zona en la que queda colocada. Resulta muy fácil de transportar, no pesa y su precio es muy asequible. Además, las hay de diferentes resistencias.

- Goma elástica: Se trata de una cinta abierta, una banda flexible más ancha que la anterior que también cuenta con diferentes resistencias. Es importante que selecciones bien el nivel de resistencia de esta goma para poder trabajar con comodidad, especialmente el tren superior, ya que la fuerza de estos grupos musculares es menor.

- Garrafa de cinco litros o una pesa de 5 kilos: Este material también es muy fácil de conseguir y nos permite nivelarlo en caso de que nos cueste mucho. Podemos vaciar la garrafa y jugar con el peso; eso sí, no es fácil de transportar. En caso de que lleves a cabo este plan en un gimnasio, la garrafa de agua la puedes sustituir por una «kettle bell» de 5 kilos.

- Una esterilla: Mejor si tiene un poco de calidad y no desliza. En caso de no disponer de una, no pasaría nada ya que sobre una alfombra o con una toalla también podríamos trabajar... pero siempre debemos buscar nuestra comodidad.

En cuanto a las sesiones, esto lo vamos a organizar de la siguiente manera, y te explico el porqué...

A tener en cuenta de las sesiones

Tal y como hemos explicado anteriormente, una mujer puede tener un ciclo que dure entre veinticuatro y treinta y dos días y esto, como creadora del método, me podría condicionar, pero tenemos que pensar en todo.

Quizá sea posible que tu ciclo completo tenga diferencias en cuanto a duración con respecto a los de otras mujeres. De hecho, puede llegar a haber una diferencia entre ciclos de unas a otras de hasta once días.

Es muy importante que entiendas que se podría dar el caso de que en una fase no puedas hacer todas las sesiones que se plantean, por falta de tiempo, ya que se dé un ciclo más breve. Si eso te ocurre, no te preocupes. Puede que haya mujeres que tengan una fase que dure cinco días y solo les dé tiempo a hacer dos entrenamientos propios de la fase, y por el contrario, puede que a otras mujeres la misma fase les dure siete días y les dé tiempo a realizar las cuatro sesiones de entrenamiento planteadas... ¿Qué quiero decir con esto? Pues que no te agobies si no da tiempo, saltamos, cerramos esa fase y pasamos a entrenar con las instrucciones que se den en la siguiente.

Los descansos

También quiero que tengas en cuenta la importancia de los momentos de descanso entre los entrenamientos para recuperar bien. Por un lado, para que la musculatura se regenere, hemos de darle prioridad a las horas que le dedicamos al sueño. En las épocas en las que buscamos una mejora física, tenemos que descansar al menos ocho horas. De no ser así, se puede entrar en sobreentrenamiento o autofagia, viéndonos obligadas a bajar el volumen de nuestras rutinas o llegando incluso a tener que pararnos.

Por otro lado, debemos tener en cuenta que, en nuestras cinco fases, dos son más catabólicas, y otras tres, más anabólicas.

El anabolismo es una reacción de síntesis, de creación, donde se consume energía, mientras que el catabolismo es una reacción degradativa donde se libera energía. Para que nos entendamos, durante la fase 1 y la fase 5 tenemos más energía de la que consumimos y es más común almacenar esa energía en forma de grasa. Durante las fases 2, 3 y 4 consumimos más y es más fácil perder peso.

- Las fases 1 (menstrual) y 5 (premenstrual) son catabólicas. Al tratarse de dos fases catabólicas requieren mayor tiempo de recuperación. Las fases 1 y 5 son duras para el cuerpo, por ello respetaremos el funcionamiento del organismo femenino y en caso de necesitarlo podremos alargar hasta cuarenta y ocho horas entre sesiones (escuchar el cuerpo es sabio).

- Las fases 2 (folicular), 3 (ovulatoria) y 4 (lútea) son anabólicas. En estos días haremos veinticuatro horas de descanso entre sesiones, dado que tenemos mayor capacidad física; gracias a nuestra naturaleza, las mujeres nos recuperamos muy rápido y bien.

Características de los entrenamientos según la fase

Para dejar de dar palos de ciego, te quiero marcar las directrices de las rutinas basándome en unos objetivos que nos sirvan de guía para orientarnos como toca. A continuación te voy a relatar hacia dónde debes enfocar tu puntería en cada fase. ¡Atenta!

Entrenamientos durante la fase 1 o MENSTRUAL

El cuerpo nos pide aislarnos del mundo, desconectar y reconectar con nosotras mismas. ¿Qué podemos hacer? Pues bien, en esta fase nos centraremos principalmente en el mantenimiento de las condiciones físicas adquiridas con anterioridad con el fin de no perder el estado de forma y mimarnos mucho.

Tengamos en cuenta que es importante mantenernos activas durante estos días, ya que el ejercicio tiene el poder de paliar el malestar que puede darse en los primeros días de fase menstrual.

Si te mueves, conseguirás subir el nivel de endorfinas (hormonas de la felicidad) en sangre, puesto que se segregan cuando se realiza ejercicio y tienen un carácter analgésico natural. Sé que me repito más que el ajo, pero no me voy a cansar de decirlo: nos lo tomaremos con calma, pero deberíamos entrenar algo. Tal vez nos cueste por momentos, pero hacer un pequeño esfuerzo se verá recompensado en multitud de aspectos.

Dado que no solemos rendir lo mismo que siempre (sobre todo en las primeras horas), en esta fase es más aconsejable aprovechar nuestras sesiones para trabajar la mejora de la colocación postural, prestando, de igual modo, más atención a corregir la técnica de cada ejercicio, a la propiocepción o la relajación con el fin de rebajar los niveles de cortisol antes de que matemos a alguien (relaaax).

Es una fase superlesiva, es decir, los niveles de elastina (mayor flexibilidad física) suben (para abrir el cuello uterino y sangrar el endometrio), por lo que reforzar el trabajo de inestabilidad nos puede venir muy bien para prevenir lesiones.

El nivel de los entrenamientos es más bien sencillo, no debemos exigir actividades complicadas porque estamos patosas y más lentas. Podemos realizar un grado de impacto moderado que no nos incomode en exceso. Recomiendo trabajar en un espacio o ambiente de carácter tranquilo aludiendo a lo de no matar a nadie. Es importante darle valor a lo que nos pide nuestro cuerpo, que es aislamiento e introspección.

La excepción que confirma la regla puede que seas tú y que ni te vaya ni te venga, en cuyo caso podrías arrancar a tope, pero no es lo común.

¡Ah, y que no se nos olvide! Recordemos dejar tiempo a nuestro cuerpo para recuperar.

Entrenamientos durante la fase 2 o FOLICULAR

¡Woooooowwww, por fin! Se acabó el malestar, empieza lo bueno. La fase 2 es la mejor para entrenar. En esta etapa tenemos los estrógenos por las nubes. ¿Qué significa esto? Nuestro nivel de fuerza estará mejor que nunca, al igual que nuestro nivel energético.

Los estrógenos mejoran el flujo sanguíneo de las arterias coronarias. La frecuencia a la que late nuestro corazón por minuto baja, la retención de líquidos desaparece y nuestra capacidad de transporte de oxígeno y nutrientes a las estructuras musculares es top. Por supuesto, tiene una parte menos buena, y es que nuestra capacidad aeróbica puede que no dure a nivel maratoniano dado que los depósitos de grasa están más bajos, es decir, que nos tenemos que dar caña, pero no durante mucho rato.

De cara a los periodos de recuperación, tenemos suerte, porque no solo podemos entrenar a un buen nivel, sino que además sabemos que la recuperación es buena y rápida. Por lo general, en veinticuatro horas la mujer se encuentra recuperada y lista para llevar a cabo una nueva sesión de entrenamiento.

Los estrógenos también nos ayudarán, ya que ejercen una función neuroprotectora y actúan como antioxidantes. La propiocepción mejora, es decir, nuestra capacidad para percibir la posición de las partes de nuestro cuerpo es mayor, tenemos mejor coordinación y control motriz. ¡Somos linces pequeños!

Para poder afinar la puntería y conseguir los mejores resultados en este momento del mes, nuestro objetivo principal es subir el nivel de exigencia considerablemente. El entrenamiento planificado en estos días va a suponer una mejora del estado físico, lo que facilitará la posibilidad de lograr buenos resultados. A pesar de que los entrenamientos no deben ser de más de sesenta minutos, podemos elevar las cargas y demandar al músculo mucho más que en la fase anterior.

Vamos a centrarnos en realizar entrenamientos de fuerza y trabajos con variaciones de intensidad alcanzando picos de frecuencia cardiaca altos por algunos segundos. Las adaptaciones de nuestro cuerpo a la actividad física son sensacionales, precisamente por eso trabajaremos algunos ejercicios por tiempos, para mejorar nuestra velocidad y potencia.

Tenemos un buen control de nuestro cuerpo y de nuestros movimientos, y eso se nota en una clara mejoría de la agilidad, por lo que es importante aprovechar y realizar ejercicios más complejos.

Respecto al entrenamiento aeróbico, podemos iniciar un incremento de los tiempos de trabajo, pero no es recomendable extenderse en exceso.

Entrenamientos durante la fase 3 u OVULATORIA

Aunque podemos andar medio raras, se trata de un periodo puntero de muy pocas horas de duración en el que tenemos buena predisposición para entrenar. Debido a que se da un pico máximo de los esteroides —las superhormonas que nos dan superpoderes—, son momentos en los que nuestra energía es mayor en general. El cuerpo tiene buena capacidad de musculación y eso facilita la creación de nuevas fibras musculares. Recuerda que, cuanto mayor es nuestra masa muscular, más calorías quemamos, y no solamente durante nuestros entrenamientos, también mientras desarrollamos nuestras tareas de la vida cotidiana o incluso cuando estamos descansando.

Los tiempos de recuperación entre series se deben respetar correctamente, ya que (sea activo o pasivo) el recobro de fuerzas, oxígeno y pulsaciones forma parte también del entrenamiento.

Al tener una subida de los niveles de TSH, la quema de grasas en el cuerpo se eleva. Es normal sentirse algo aceleradas estos días, incluso con las pulsaciones un poco más altas de lo normal. Tenderemos a tener fuerzas para realizar cualquier cosa, es más, llegaremos a sentir que somos «la mejor versión de nosotras mismas«. Dura aproximadamente treinta y seis horas, en las que algunas mujeres sienten un poco más de calor de lo habitual, ya que la temperatura corporal se puede elevar algunas décimas. Esto tal vez ocasione mayor sensibilidad y menor tolerancia al calor, por lo que es importante hidratarse bien y refrescarse, si así nos lo pide el cuerpo.

Estamos en nuestro pico de energía, provocado por los estrógenos y la testosterona. Es importante ajustarnos a nuestro nivel, ya que nuestra capacidad de rendimiento va a favorecer la creación de nuevas y mejores fibras musculares.

Todo ello mejorará la capacidad de nuestro cuerpo, tanto para perder peso como para realizar mejores entrenamientos. Tal es así que el objetivo de esta fase es el aumento de la masa muscular (con el fin de quemar más), pero no te asustes, que no buscamos convertirnos en culturistas. Músculos más desarrollados demandan más calorías, y eso quiere decir que van a quemar más calorías, aun cuando estemos paradas, pero jamás serás una «muscul-girl».

El estilo de los entrenamientos en estas horas va a estar orientado a un trabajo de fuerza, trabajos interválicos de altas intensidades de nivel equitativo con los tiempos de descanso. Presentaremos también un trabajo cardiovascular moderado con ligera tendencia a elevarse. Trataremos de involucrar varios grupos musculares en cada ejercicio del apartado de fuerza con el fin de aumentar la efectividad de nuestras sesiones. Esto lo haremos porque se trata de un periodo muy beneficioso pero muy breve (aproximadamente treinta y seis horas), por tanto, tenemos que aprovechar al máximo.

Entrenamientos durante la fase 4 o LÚTEA

Se mantiene una etapa favorable para el desarrollo muscular y los niveles de hemoglobina en sangre, muy buenos para el transporte de oxígeno. Los niveles de progesterona aumentan, y con ellos la vasodilatación, por lo que llegan más nutrientes a todos nuestros tejidos.

En general, podríamos decir que existe una mayor capacidad física aeróbica (tenemos más aguante y fondo) con respecto a la fase 2, aunque son muy parecidas en cuanto a *energy*, sobre todo al principio de la fase.

Como ya hemos indicado, los niveles de progesterona aumentan, y eso es bueno para unas cosas y algo complicado para otras. ¿Qué se nos complica? Verás, el aumento de esta hormona dificulta la capacidad de perder peso debido a su efecto anabolizante sobre el tejido graso.

Se aprecia una mayor adaptación de los sistemas cardiorrespiratorio y neuromuscular, por lo que, por un lado, necesitaremos menos tiempo para reponernos entre ejercicios, y por otro, mejoraremos el control motor y la propiocepción. Todo esto se debe a la segunda subida de estrógenos y progesteronas, también por los picos de progesterona, sumados a los de la testosterona, de modo que las ganancias de fuerza muscular y la musculación son muy buenas.

Por lo general, podemos decir que nos encontramos en un momento favorable para mejorar el rendimiento. Nos seguimos manteniendo en una buena fase para llevar a cabo entrenamiento intenso, eso sí, la subida progresiva de los niveles de progesterona nos la pueden jugar haciéndonos aumentar nuestros depósitos de grasa, o, lo que es lo mismo, ganando peso graso. Por ello uno de nuestros principales objetivos será evitar la subida del porcentaje de grasa corporal a base de realizar entrenamientos especializados en la quema calórica.

En este periodo del ciclo también es aconsejable realizar entrenamientos que busquen una mejoría de los resultados. De igual modo, la capacidad aeróbica queda aumentada y el sistema respiratorio trabaja con mejor economía, por lo que resulta muy interesante alargar el tiempo de nuestros entrenamientos, especialmente en el apartado de trabajo aeróbico, a intensidad media-baja y de larga duración.

La forma en la que vamos a llevar a cabo los entrenamientos va a ser bastante similar a la de la fase 2, ya que la capacidad de rendir sigue siendo buena, es más, aún nos sentimos muy ágiles.

En resumen, en este apartado 4 subiremos el nivel del apartado de entrenamiento del sistema aeróbico e incluiremos: trabajos de intervalos de intensidades altas, rutinas de ejercicios de desarrollo muscular y entrenamientos de potencia en los que combinaremos ejercicios de fuerza a buena velocidad.

En esta fase y de manera progresiva, los niveles de estrés pueden ir aumentando, ya que experimentaremos una subida ligera del cortisol hacia el final de la etapa.

Como concepto a destacar, dado que la capacidad de perder peso se dificulta, es muy importante que en estos días se cuide mucho la alimentación.

Entrenamientos durante la fase 5 o PREMENSTRUAL

Ha llegado un momento de declive. Se inicia nuestra segunda fase catabólica debida a una variación en nuestros niveles hormonales que preparan al cuerpo para derrumbar las paredes del endometrio en las que no ha habido implantación (no hay embarazo). De hecho se inicia la aparición de calambres musculares propios del SPM (síndrome premenstrual) junto a otra serie de molestias:

Bajada máxima de energía, por la caída de los niveles de estrógenos (la superhormona). Por ello también se aprecia un aumento de la percepción de la fatiga y sensación de cansancio.

Asimismo, como consecuencia de la caída de los niveles de las «superhormonas», la percepción de dificultad del ejercicio nos afecta en muchos sentidos, por ejemplo, bajada en la capacidad de concentración o pobres tiempos de reacción.

En esta etapa es en la que hay menor capacidad de recuperación durante el desarrollo del entrenamiento. Pero presta atención, porque este dato será, si cabe, más relevante en los tiempos de sueño reparador necesario para regenerar el tejido muscular tras el ejercicio.

Al igual que hemos visto en la fase menstrual o fase 1, se aprecia una subida de los latidos por minuto (entre cinco y quince pulsaciones por minuto, que no es poco).

Esto no ayuda si se suma a una menor capacidad de transporte de oxígeno y de nutrientes a los tejidos. Según parece, se debe a la elevada retención de líquidos que se produce. Los líquidos retenidos proceden del plasma sanguíneo, por lo que el volumen de sangre disminuirá. Este hecho, sumado a la subida de la vasodilatación (que provoca el incremento de la progesterona), hace que el cuerpo compense y decida mover la sangre a una mayor velocidad con el fin de no perder presión sanguínea.

Esa retención se aprecia en la hinchazón general del cuerpo, especialmente en pecho y vientre. Tengamos en cuenta que el útero también presenta mayor tamaño en este momento.

Los niveles de cortisol en sangre suben, por lo que la mujer que entrena puede sentir mayor estrés. Esto muestra una mujer más nerviosa, impulsiva, menos paciente y visceral.

El objetivo principal de ponernos en forma es el de mantener las marcas adquiridas, no subir de peso y no comernos a nadie (mejorar el autocontrol).

Es lógico que, dadas las características naturales de la mujer en esta etapa, sea aconsejable trabajar a una intensidad moderada sin acabar exhaustas, para ello reduciremos la intensidad a un 50-60 por ciento, aproximadamente. El nivel de rendimiento es medio-bajo, siempre adaptado a las características de la mujer que se ejercita.

La duración de los entrenamientos la podemos alargar siempre trabajando a una intensidad moderada y sin permitir que la deportista se sienta exhausta.

Realizaremos trabajo aeróbico suave de larga duración para optimizar la quema de grasas.

También con el fin de cuidar la línea, es relevante llevar a cabo una alimentación muy saludable. Trataremos de ponernos al sol con el fin de mejorar los niveles de vitamina D en sangre y tomaremos alimentos ricos en calcio, que reducen los síntomas del SPM.

Para evitar el estreñimiento se aconseja comer alimentos ricos en fibra.

De nuevo cobran importancia los tiempos de descanso, ya que, al ser una fase dura para el estado físico, la recuperación muscular puede ser más lenta.

Es precisamente por esto por lo que vamos a permitir amplios tiempos de recuperación entre ejercicios (1-3 minutos), en trabajo de fuerza, y descansos de al menos cuarenta y ocho horas entre sesiones.

Suprimiremos los entrenamientos HIIT, puesto que alteran el metabolismo y el cuerpo, de manera natural, aumenta los niveles de cortisol, así que lo más recomendable será evitar subirlos todavía más.

Además, como ya hemos dicho, hay que mejorar la calidad del descanso y la relajación del metabolismo para respetar la recuperación, por lo que nada de trabajo interválico de alta intensidad, y punto.

Incluir tareas simples y de bajo estrés. También aconsejo eliminar entrenamientos de habilidad y precisión. En su lugar, nos centraremos en trabajar la prevención de lesiones.

Aprovecharemos para realizar trabajos de flexibilidad, ya que los niveles de relaxina suben, pero con cuidado. Además, para prevenir lesiones, no haremos ejercicios con velocidad.

TERCERA PARTE

5. EJERCICIOS

Nuestra programación:
Fichas de entrenamiento del *planning*

«Una estructura organizada pobre hace que el buen trabajo sea imposible; estructuremos y ordenemos nuestro plan de entrenamiento para alcanzar metas que de otro modo serían inalcanzables».

WORKOUT en nuestra FASE 1.ª: MENSTRUAL

¡Empezamos! El estado físico o emocional de cada mujer puede variar mucho y ser muy distinto del de nuestras amigas o compañeras. Es por ello que hemos organizado esta fase del plan de entrenamiento teniendo en cuenta que los primeros días de regla son más difíciles, por lo que realizaremos sesiones más suaves, en las que buscaremos alcanzar un estado de bienestar interior.

El nuevo renacer. Como si de un ave fénix se tratara, parece que resucitamos de nuestras cenizas y retomamos fuerzas. Por eso iremos aumentando de forma progresiva la velocidad y el nivel de trabajo. Si tienes tendencia a sentir fuertes cólicos y dolores durante esta fase, podrías repetir las sesiones primeras a lo largo de toda la fase. Ya sabes que es complicado adaptarse a todas las mujeres.

Ojo, querida, es superimportante respetar los tiempos de descanso y sueño. Procuremos dormir más de ocho horas y, antes de irnos a la cama, relajémonos haciendo un ritual de ducha, crema de manos y pies o leer un libro. Otra cosita más que obvia: mantén una alimentación rica y sana durante estos días.

MES 1	MES 2	MES 3

SESIONES 1, 17 y 33

El objetivo de esta sesión es aislarnos del mundo y dedicar un espacio del día a mimarnos. Buscamos nuestra propia burbuja en la que evadirnos: estamos única y exclusivamente pendientes de nuestra comodidad y serenidad dentro de nuestro espacio vital. Para ello va a ser importante la reconexión con nosotras mismas, observarnos, analizarnos y buscar una mayor relajación. Vamos a alejarnos de todo aquello que nos genere mal rollo. Debemos situarnos en un ambiente con luz suave y que nos transmita paz; quizá puedas ambientar la sala con música *chill out,* unas velas y algo de aromaterapia. Busca la comodidad, ropa holgada, de algodón. El pelo retirado de la cara atado y sin apretar. Quítate los pendientes, fuera reloj y pulseras. Todos estos detalles van a contribuir a la hora de lograr un ambiente de paz y bienestar. Respira profundamente con los ojos cerrados, asegúrate de que vas a estar bien y, sobre todo, cómoda en un rincón acogedor. Esto es solo una sugerencia: si el *chill out* te pone nerviosa y prefieres el *trap* a toda castaña, no lo dudes, móntatelo para estar relajada y centrarte solo en tu bienestar.

- Iniciamos la sesión realizando unos ejercicios libres de movilidad articular a ritmo lento, de manera armónica y sin forzar. Durante la práctica trata de mantener una respiración fluida, lenta y profunda al tiempo que rotas diez veces tus articulaciones en ambas direcciones. Empezamos por los pies e vamos subiendo hacia la parte superior, respetando un orden: tobillos, rodillas, cadera, torsión de pecho, hombros, brazos, codos, muñecas y cuello. Con cada movimiento sentimos como las pequeñas tensiones se van liberando, y de esta manera descongestionamos nuestra musculatura de forma ordenada.

ÁREA DEL CUIDADO POSTURAL, ejercicios posturales:

- **Ejercicio de goma para la movilización de la cintura escapular**
Vamos a ejercitar un poco nuestra salud postural. Si trabajas sentada delante del ordenador o si tus pechos son «generosos», es probable que tengas el vicio de llevar la cabeza adelantada, el pecho encogido y la espalda jorobada. Para corregirlo, vamos a tener que movilizar la cintura escapular. Es muy normal que, de forma inconsciente, el estrés del día a día te haga adoptar esta postura en algunos momentos sin que te des cuenta, así que recomiendo este ejercicio siempre que puedas hacerlo. Una postura erguida denota seguridad en ti misma y es más saludable para conservar mejor la musculatura del abdomen hacia dentro. En la cintura escapular, formada por los omóplatos y las clavículas, se acumula mucha tensión al final del día, y estos ejercicios nos ayudan muchísimo a relajarnos.
Para realizar este ejercicio, vas a necesitar la banda elástica.
    1. Coloca la banda por el tirador de una puerta.
    2. Ahora ponte de rodillas con los brazos extendidos a la altura de los hombros sujetando los extremos de la banda.
    3. Vas a tener que adelantar los hombros en un primer gesto.
    4. El segundo gesto consiste en tratar de juntar los omóplatos. Recuerda mantener la cadera en retroversión, como haría un perro asustado que trata de esconder la cola.
    5. Repite el ejercicio 10 veces, descansa 30 segundos y vuelve a realizarlo tres rondas más.
En caso de que sientas un dolor exagerado, prueba a hacer el gesto sin la goma; si te sigue doliendo, omite este ejercicio.

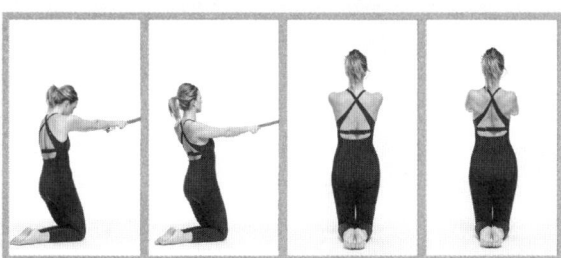

- **Ejercicio postural de corrección del diafragma hipertónico (contracturado)**

Ahora vamos a estirar el músculo más relacionado con el alma y los sentimientos, el diafragma. No es un músculo fácil de activar, de hecho es complicado de trabajar, pero con estos sencillos pasos lo conseguiremos sin problemas.

1. Enrolla una toalla grande o una manta formando un cilindro y átalo con unos elásticos o un cordel.
2. A continuación siéntate y coloca el rollo en el suelo, justo detrás de ti y de forma perpendicular.
3. Con cuidado, túmbate sobre él. Tiene que quedar a la altura de la zona dorsal de la espalda, aproximadamente en las vértebras que quedan justo debajo de donde nos abrochamos el sujetador.
4. Una vez tumbada, deja caer el peso del cuerpo hasta que la cabeza y la cadera toquen el suelo.
5. Luego relaja la musculatura de las piernas; concéntrate bien, articulación por articulación, desde la cadera hasta los pies.
6. Inspira en cuatro segundos y espira en otros cuatro. Poco a poco sentirás cómo la musculatura de la espalda se afloja y nos permite coger mejor el aire.

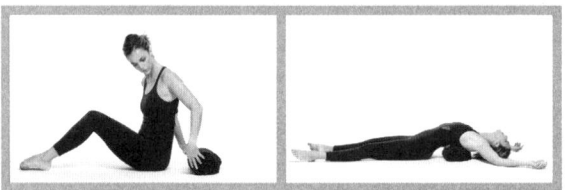

Esta postura favorece la relajación progresiva del diafragma, que es el músculo principal de la respiración. Es probable que también notes cómo las caderas van cediendo y la movilidad aumenta. Intenta aguantar un minuto. Al principio será un poco duro, pero irás mejorando, pronto aguantarás más. Nuestro objetivo es llegar a aguantar un minuto. Una vez que hayas concluido el ejercicio, te sugiero que juntes las piernas, las flexiones, te pongas de lado hasta que apoyes las manos en el suelo y lo empujes para levantarte sin ejercer presión en el abdomen, hasta que logres sentarte.

EJERCICIOS

- **Ejercicio para relajar la musculatura de la espalda y fortalecer el cinturón abdominal**

Nos vamos a tumbar en el suelo bocarriba con los brazos extendidos en cruz. Flexionamos la pierna para tener un mejor apoyo en contacto con el suelo, lo que nos garantiza un buen control del movimiento.
  1. Inspira profundamente.
  2. Tal y como se aprecia en la imagen, mientras sueltas el aire lentamente, lleva la pierna estirada hacia el lado contrario, como si quisieras alcanzar la mano.
  3. Una vez que hayas llegado a tu máximo, retoma la posición de inicio mientras inspiras de nuevo lentamente.
  4. Repite el ejercicio alternando las piernas.

Mi consejo es que realices este ejercicio 10 veces hacia cada lado y que, al mismo tiempo, trates de mantener una respiración suave y fluida que permita a la musculatura relajarse y mejorar el rango de movilidad articular.

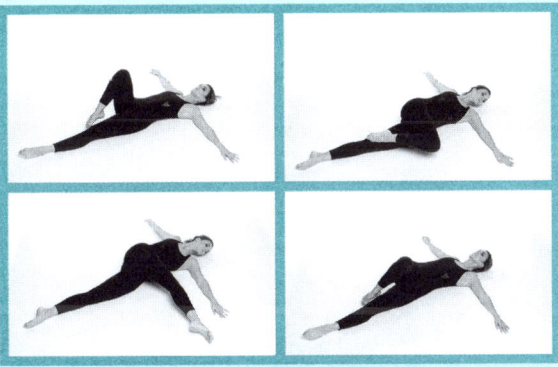

- **Ejercicio para fortalecer la zona lumbar o** *core*
  1. Nos vamos a colocar a gatas, con la espalda recta y alargada desde la cabeza hasta la cadera y con el ombligo hacia dentro de manera sostenida. A continuación vamos a realizar una serie de movimientos que nos desequilibrarán y trataremos de compensarlos con otros para no caer.
  2. Inspira lenta y profundamente.
  3. Eleva de forma simultánea el brazo derecho y la pierna izquierda mientras espiras lentamente. Procura que la zona lumbar no caiga ni se arquee, ya que eso implicaría que no estamos trabajando correctamente.

4. Una vez que el brazo y la pierna alcancen la horizontal, mantén esta posición unos segundos.
5. Vuelve a la posición original con un movimiento suave mientras espiras. Asegúrate de tener la espalda en la postura correcta y repite la secuencia con el brazo y la pierna contrarios.

Te sugiero que hagas un total de 10 repeticiones por lado, siempre manteniendo una respiración fluida y una postura sostenida y firme.

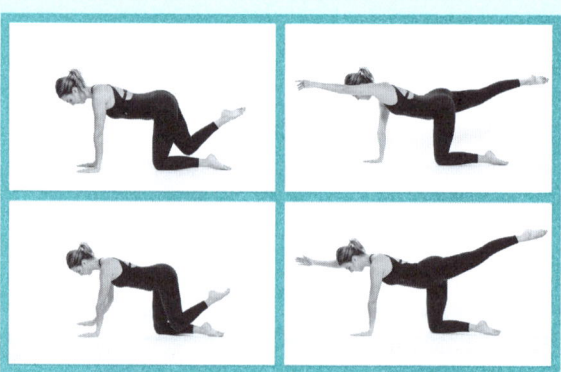

- Ejercicios de contraste de movilidad dorsocervical

Para el correcto desarrollo de este ejercicio te aconsejo colocarte de rodillas o sentada al borde de una silla, una cama o una mesa.
1. Entrelaza los dedos y coloca las manos por encima de la nuca. El movimiento ha de hacerse con armonía, sin forzar, simplemente tratando de descongestionar esta zona. Inspira lentamente.
2. En un primer gesto ve a los codos, deja caer la cabeza adelante sin forzar la musculatura mientras espiras suavemente, como si silbaras.
3. Cuando hayas llegado al límite sin forzar, vuelve a la postura original mientras inspiras de nuevo por la nariz.
4. Ahora realiza una apertura o separación progresiva de los codos al tiempo que cambias el arqueamiento de la espalda, tratando de sacar pecho mientras espiras. Es como si intentaras apuntar hacia el techo con el esternón, con el cuello enfocado arriba y la mirada alta. Vas a sentir que el pectoral se expande y se abre, permitiéndote respirar de una manera más amplia.

Te sugiero que hagas 10 repeticiones del gesto de contraste adelante y atrás.

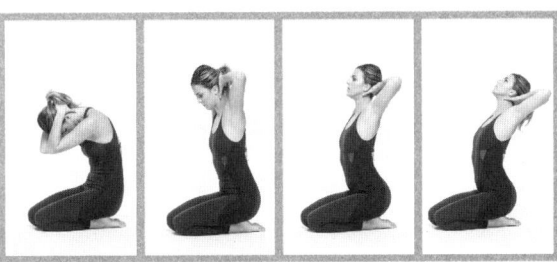

Tabla de estiramientos:
Es el momento de estirar bien los grupos musculares. Para ello, te invito a que le eches un ojo al glosario que encontrarás al final del libro. Si ya has realizado alguno de mis retos anteriores, sabrás que es superimportante mantener los estiramientos durante al menos 16 segundos. Tiene que doler, pero solo un poco, y nada de pegar golpecitos al llegar a nuestro máximo. Solo así obtienes todos los beneficios del estiramiento y recolocas de manera ordenada las fibras musculares.

Apartado de relajación/*mindfulness***:**
¡Bien, ya hemos estirado! Ahora que nos hemos liberado de las tensiones musculares, toca un ejercicio de relajación que nos ayudará a reducir el estrés tomando plena conciencia de nuestro cuerpo. Vamos a hacer una especie de escáner corporal lento y exhaustivo. La clave para perfeccionar este ejercicio de meditación: hacerlo a menudo. No sé si lo sabes, pero la mente es también entrenable y, a medida que la cuidas, se notan muy buenos resultados.

Antes de iniciar este ejercicio debes saber que vamos a tener que cambiar un poco el chip: debemos centrarnos exclusivamente en el presente, así que por duro, especial, difícil o aburrido que sea, te pido que seas valiente, constante y lo afrontes. Poco a poco, a medida que avances y progreses en este tipo de trabajo, serás más capaz de conseguir un estado profundo de relajación y tranquilidad. Dejar de pensar, contactar con nuestra mente es una oportunidad sensacional para conectar con nosotras mismas.

Para realizar este ejercicio nos vamos a tumbar bocarriba de una manera cómoda; quizá necesites una esterilla o una manta doblada para lograr un mayor confort:

    1. La respiración: cierra delicadamente los ojos y concéntrate en la respiración, observa cómo el abdomen se mueve al inspirar y espirar el aire. Una vez que lo tengas controlado, pasa al siguiente punto.

2. El tacto: aprecia cuál es la colocación de tu cuerpo, modifica y relaja si es preciso la postura. Ahora toca prestar atención a aquellas partes del cuerpo que están en contacto con el suelo. Siente el peso de cada zona de tu cuerpo sobre él y déjate caer.
3. Escáner corporal: vamos a imaginar que nos observamos desde los pies hasta la cabeza, de manera progresiva y lenta, dedicando de forma consciente el tiempo necesario para apreciar cada una de las partes del cuerpo. Trata de proyectar la respiración hacia la zona del cuerpo que estás escaneando.
4. Reconcentración: es probable que a medida que vayas avanzando en el ejercicio de autoobservación, tu mente se descentre y pierdas el foco de la actividad que estás llevando a cabo. Es supernormal, no te preocupes, con el tiempo lo irás dominando. Cuando te des cuenta de ello, reconduce la mente hacia el ejercicio.
5. Camino de vuelta: una vez que acabemos de escanearnos de abajo arriba, lo hacemos de arriba abajo. Recuerda que tienes que intentar proyectar la respiración hacia la zona del cuerpo que estés escaneando en ese momento y que deseemos relajar, sin olvidarnos de ninguna parte.

Retoma tu día, tómate tu tiempo, respétate, cuenta hasta diez y déjate fluir.

EJERCICIOS

MES 1	MES 2	MES 3
SESIONES 2 Y 3	SESIONES 18 Y 19	SESIONES 34 Y 35
10-15 minutos de caminar a ritmo marcha	10-15 minutos de caminar a ritmo marcha	10-15 minutos de caminar a ritmo marcha
¡Ahora te toca a ti! Elige 2 ejercicios posturales de esta tabla: 10 por 1	¡Ahora te toca a ti! Elige 2 ejercicios posturales de esta tabla: 10 por 1	¡Ahora te toca a ti! Elige 2 ejercicios posturales de esta tabla: 10 por 1
Los ejercicios que se ven a continuación vienen explicados en el apartado anterior, así que si tienes alguna duda, por favor, consulta las explicaciones.	Los ejercicios que se ven a continuación vienen explicados en el apartado anterior, así que si tienes alguna duda, por favor, consulta las explicaciones.	Los ejercicios que se ven a continuación vienen explicados en el apartado anterior, así que si tienes alguna duda, por favor, consulta las explicaciones.
Ejercicio de equilibrio (propioceptivos): 10 por 1	Ejercicio de equilibrio (propioceptivos): 10 por 1	Ejercicio de equilibrio (propioceptivos): 10 por 1
Recuerda trabajar con las dos piernas.	*Recuerda trabajar con las dos piernas.*	*Recuerda trabajar con las dos piernas.*
Ejercicio de equilibrio del mes 1	Ejercicio de equilibrio del mes 2	Ejercicio de equilibrio del mes 3
Para empezar a realizar este ejercicio para controlar tu estabilidad, necesitas una goma o una camiseta o toalla pequeña que sujetarás arrugada en tus manos.	*(Véase imagen 1)* Para llevar a cabo este ejercicio, solo necesitas ponerte de pie, con las piernas juntas y estiradas y los brazos abiertos a la altura de los hombros. Es muy importante meter el ombligo a nivel postural y realizar el ejercicio a cámara lenta.	*(Véase imagen 2)* Para llevar a cabo este ejercicio de equilibrio, ponte a la pata coja con la pierna estirada adelante.
Fijar la mirada en un punto puede serte de gran	*Fijar la mirada en un punto puede serte de gran*	*Fijar la mirada en un punto puede serte de gran*

ayuda a la hora de realizar ejercicios de equilibrio.	ayuda a la hora de realizar ejercicios de equilibrio.	ayuda a la hora de realizar ejercicios de equilibrio.
Ahora tienes que ponerte a la pata coja sobre una pierna y elevar las manos. Con los brazos estirados, déjala caer. Una vez que toque el suelo, y sin perder el equilibrio, baja a recogerla poco a poco y regresa hasta la posición inicial. Si te caes, la repetición es nula y has de volver a empezar.	Ponte de puntillas, trata de mantener el equilibrio hasta fijarlo. Una vez que te estabilices, y sin bajar de las puntillas, dobla ligeramente las rodillas a la vez para tratar de dar una palmada con las manos a la altura de las espinillas. Posteriormente vuelve a estirarte de puntillas encontrando tu centro de gravedad. Repite 10 veces. Si te caes, la repetición es nula y has de volver a empezar.	El ejercicio se inicia desplazando la pierna que está levantada hacia el lado, siempre manteniendo el equilibrio. Posteriormente la llevamos atrás, hasta colocarnos en la posición de «ángel» (pierna estirada detrás y tronco y brazos a la horizontal). Después recuperamos la posición de inicio y repetimos tal y como se nos indica, 10 por 3. Si te caes, la repetición es nula y has de volver a empezar.
Pentágono: 15 x 3 Descansos: 40 segundos	Pentágono: 15 x 4 Descansos: 40 segundos	Pentágono: 20 x 3 Descansos: 40 segundos
1: P2 2: B4 3: C4 4: P4 5: B9	1: P5 2: B11 3: C4 4: P2 5: B2	1: P6 2: B8 3: P4 4: C7 5: B3
Estirar	Estirar	Estirar
(Véase imagen 3)	*(Véase imagen 4)*	*(Véase imagen 5)*

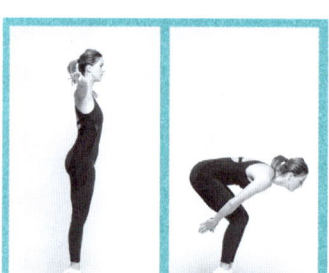

Imagen 1

EJERCICIOS

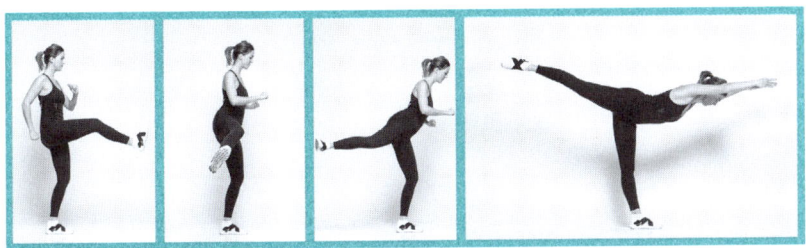

Imagen 2

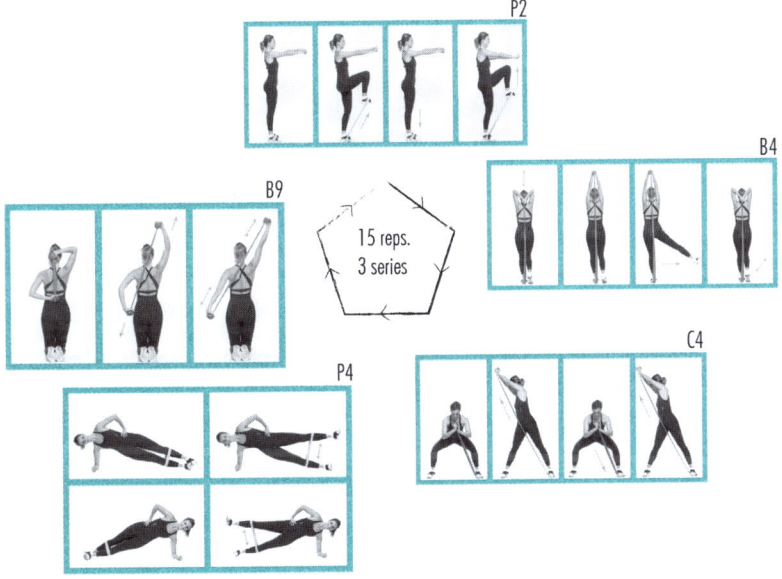

Imagen 3

SOMOS CÍCLICAS

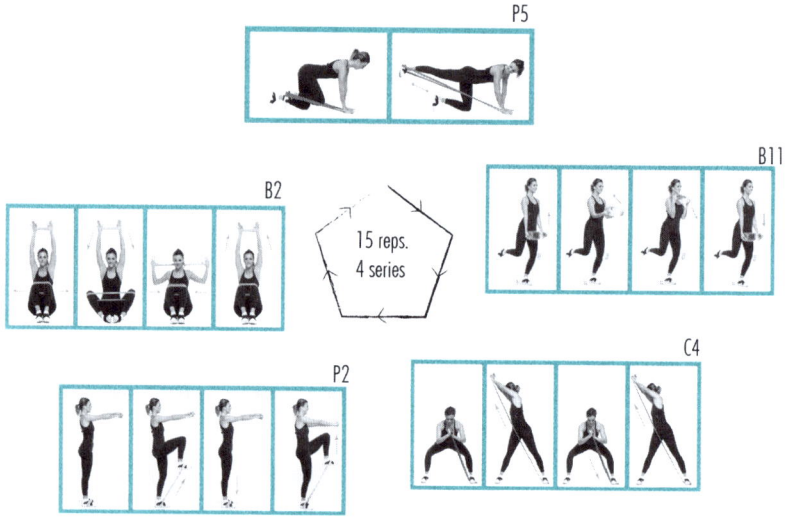

Imagen 4

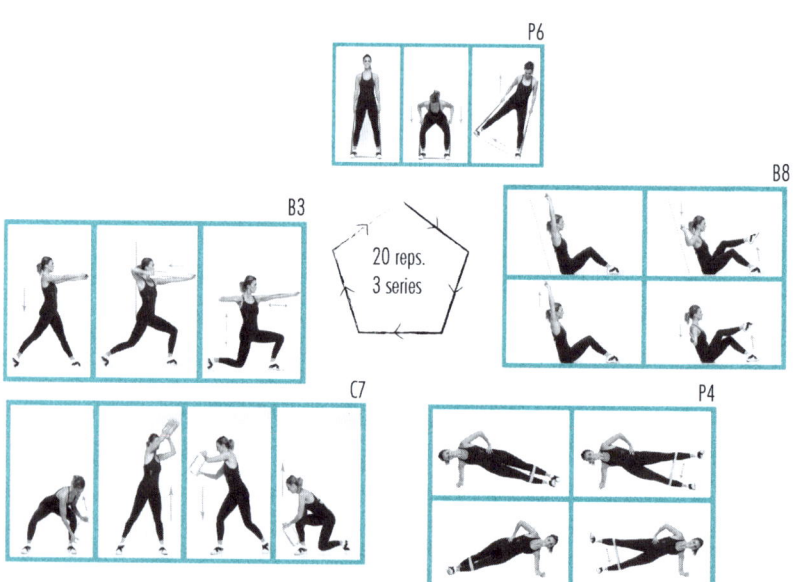

Imagen 5

EJERCICIOS

MES 1	MES 2	MES 3
SESIONES 4 Y 6	**SESIONES 20 Y 22**	**SESIONES 36 Y 38**
Cardio de 5 minutos de calentamiento. Opciones: - Correr - Desplazarse lateralmente - Saltar a la comba - Bailar «La Macarena» - Etcétera	Cardio de 5 minutos de calentamiento. Opciones: - Correr - Desplazarse lateralmente - Saltar a la comba - Bailar «Aserejé» - Etcétera	Cardio de 5 minutos de calentamiento. Opciones: - Correr - Desplazarse lateralmente - Saltar a la comba - Bailar «Single Ladies» - Etcétera
Tonificación: Pentágono: 12 x 4	Tonificación: Pentágono: 14 x 4	Tonificación: Pentágono: 16 x 4
1: P1 2: B1 3: B5 4: C2 5: P5	1: P2 2: P6 3: B3 4: B6 5: C1	1: P11 2: P4 3: P9 4: B10 5: C3
(Véase imagen 6)	*(Véase imagen 8)*	*(Véase imagen 10)*
HIIT: 5 intervalos de 30 segundos de actividad y 30 segundos de recuperación.	HIIT: 7 intervalos de 30 segundos de actividad y 30 segundos de recuperación por 2 series con descansos de 2 minutos entre ellas.	HIIT: 5 intervalos de 30 segundos de actividad y 30 segundos de recuperación por 3 series con descansos de 2 minutos entre ellas.
Ejercicio principal: jumping jack	Ejercicio principal: salto de comba	Ejercicio principal: escaladores
(Véase imagen 7)	*(Véase imagen 9)*	*(Véase imagen 11)*

SESIONES 5 Y 7	SESIONES 21 Y 23	SESIONES 37 Y 39
Aquí tenemos 2 opciones, la A o la B:	Aquí tenemos 2 opciones, la A o la B:	Aquí tenemos 2 opciones, la A o la B
A) Hacer un entrenamiento de cardio a media intensidad y sin pausa durante 20 minutos. Ejemplos: correr, patinar, bailar zumba con un vídeo de YouTube, nadar, etcétera.	A) Hacer un entrenamiento de cardio a media intensidad y sin pausa durante 25 minutos. Ejemplos: correr, patinar, bailar zumba con un vídeo de YouTube, nadar, etcétera.	A) Hacer un entrenamiento de cardio a media intensidad y sin pausa durante 30 minutos. Ejemplos: correr, patinar, bailar zumba con un vídeo de YouTube, nadar, etcétera.
B) **HIIT:** 5 intervalos de 30 segundos de actividad y 30 segundos de recuperación por 3 bloques o series (descansos de 2 minutos entre series)	B) **HIIT:** 7 intervalos de 30 segundos de actividad y 30 segundos de recuperación por 2 bloques o series (descansos de 2 minutos entre series)	B) **HIIT:** 5 intervalos de 30 segundos de actividad y 30 segundos de recuperación por 3 bloques o series (descansos de 2 minutos entre series)
Ejercicio principal: Escaladores	Ejercicio principal: jumping jack	Ejercicio principal: salto de comba
(Véase imagen 12)	*(Véase imagen 14)*	*(Véase imagen 16)*
Tonificación: Pentágono: 12 x 4	Tonificación: Pentágono: 14 x 4	Tonificación: Pentágono: 16 x 4
1: P10 2: P3 3: B7 4: B8 5: C4	1: P12 2: B4 3: B9 4: C7 5: C5	1: P1 2: B11 3: B12 4: P8 5: C8
(Véase imagen 13)	*(Véase imagen 15)*	*(Véase imagen 17)*

EJERCICIOS

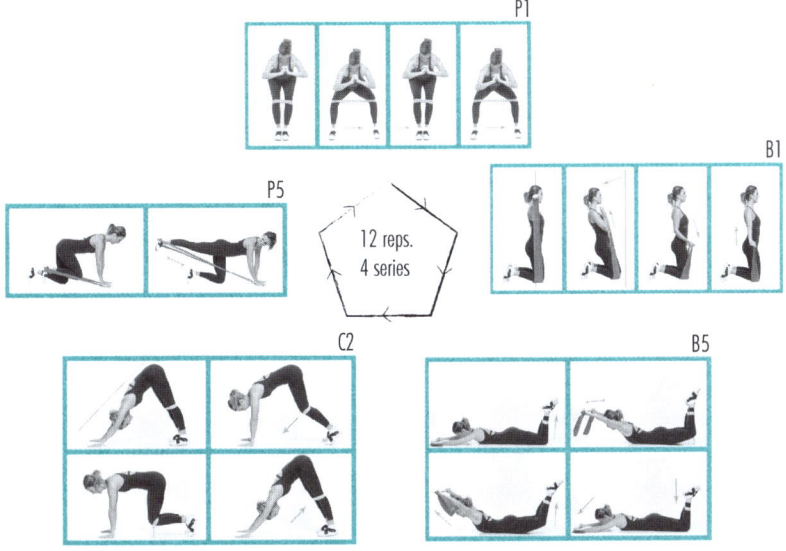

Imagen 6

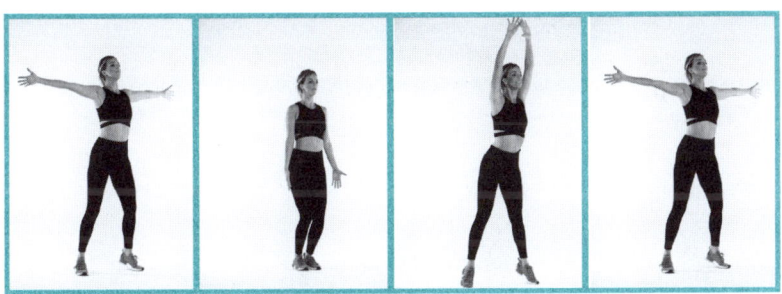

Imagen 7

SOMOS CÍCLICAS

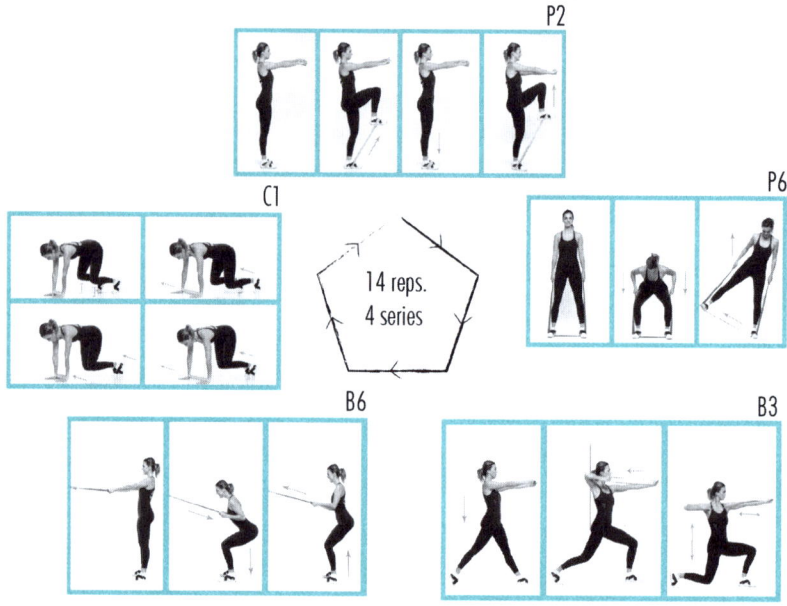

Imagen 8

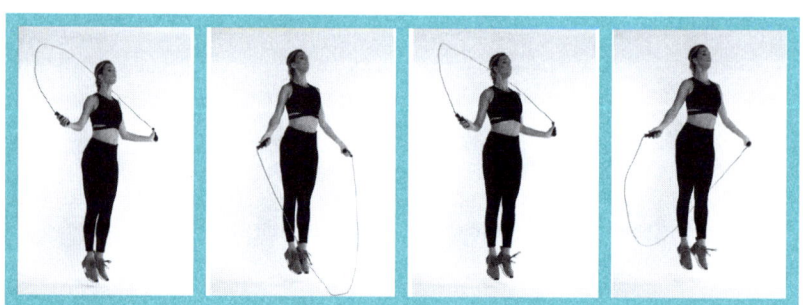

Imagen 9

EJERCICIOS

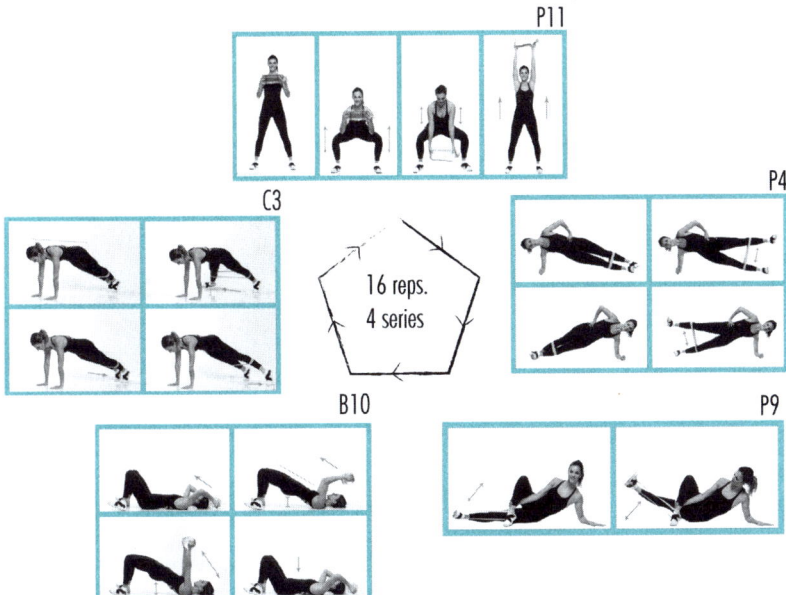

Imagen 10

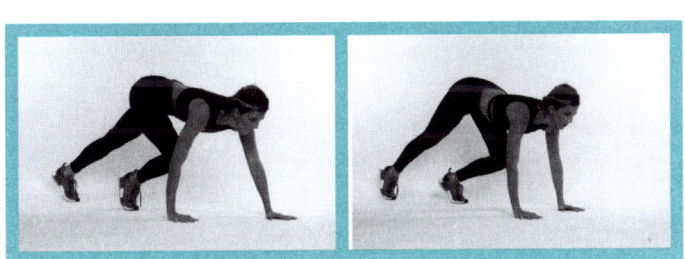

Imagen 11

SOMOS CÍCLICAS

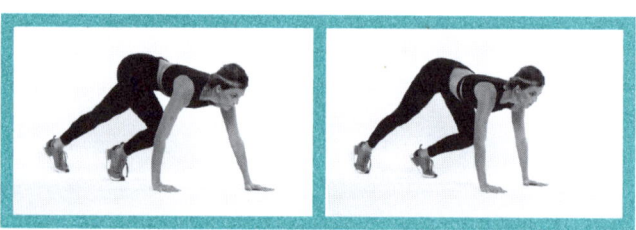

Imagen 12

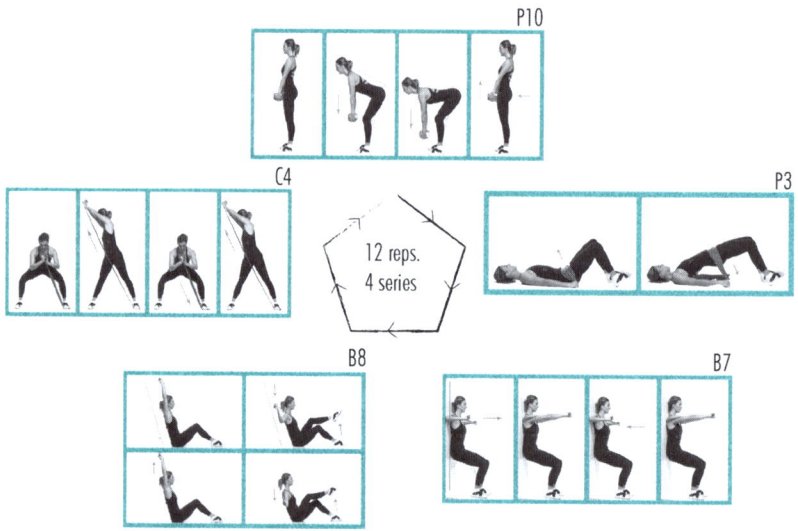

Imagen 13

EJERCICIOS

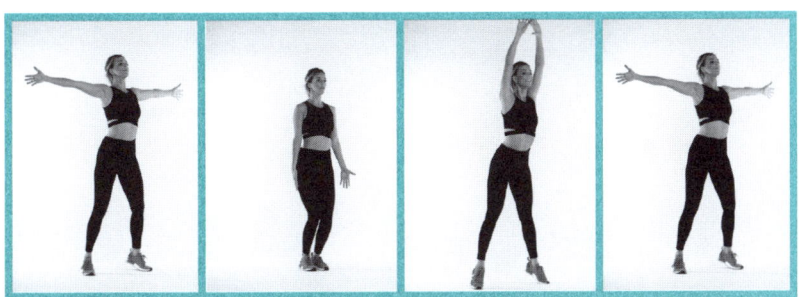

Imagen 14

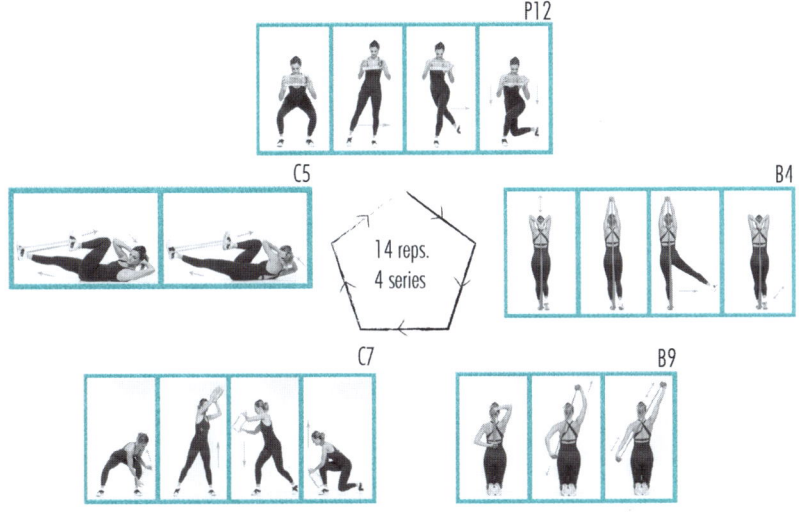

Imagen 15

SOMOS CÍCLICAS

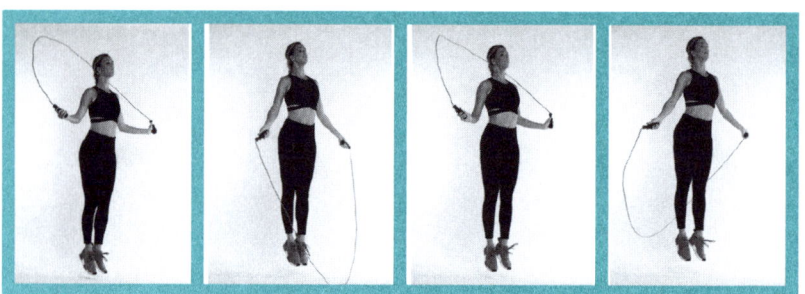

Imagen 16

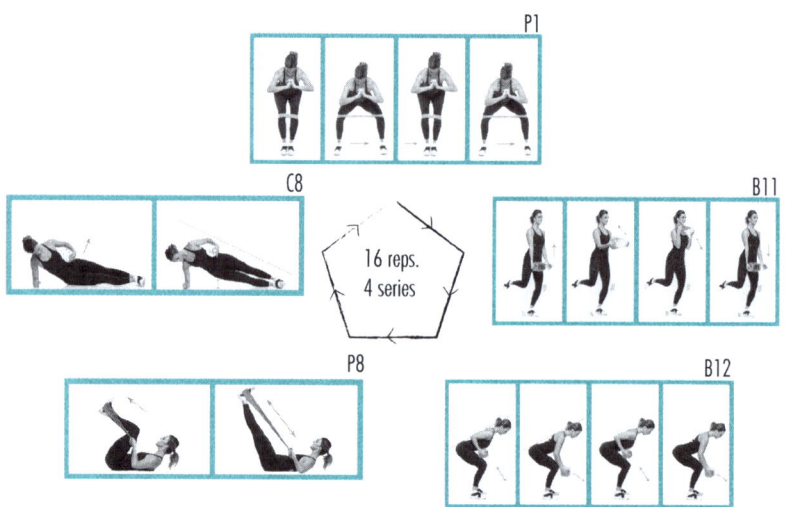

Imagen 17

EJERCICIOS

MES 1	MES 2	MES 3
SESIÓN 8	**SESIÓN 24**	**SESIÓN 40**
Cardio de 10 minutos	Cardio de 10 minutos	Cardio de 10 minutos
Pentágono: 8 x 5 Descansos: 1 minuto	Pentágono: 8 x 6 Descansos: 1 minuto	Pentágono: 10 x 6 Descansos: 1 minuto
1: P10 2: C1 3: B11 4: C8 5: B1	1: P11 2: C1 3: B6 4: C5 5: B10	1: P12 2: B11 3: C9 4: P10 5: B4
(Véase imagen 18)	*(Véase imagen 20)*	*(Véase imagen 22)*
HIIT: 5 intervalos (30-30)	**HIIT:** 7 intervalos (30-30)	**HIIT:** 5 intervalos por 2 (30-30)
Ejercicio principal: Tijeras	**Ejercicio principal:** El péndulo	**Ejercicio principal:** Desplazamiento lateral
(Véase imagen 19)	*(Véase imagen 21)*	*(Véase imagen 23)*
SESIÓN 9	**SESIÓN 25**	**SESIÓN 41**
Cardio de 25 minutos	Cardio de 30 minutos	Cardio de 35 minutos
Pentágono: 8 x 5 Descansos: 1 minuto	Pentágono: 8 x 6 Descansos: 1 minuto	Pentágono: 10 x 6 Descansos: 1 minuto
1: P12 2: B11 3: C9 4: P10 5: B4	1: P10 2: C1 3: C11 4: C8 5: B1	1: P11 2: C1 3: B6 4: C5 5: B10
(Véase imagen 24)	*(Véase imagen 25)*	*(Véase imagen 26)*

SOMOS CÍCLICAS

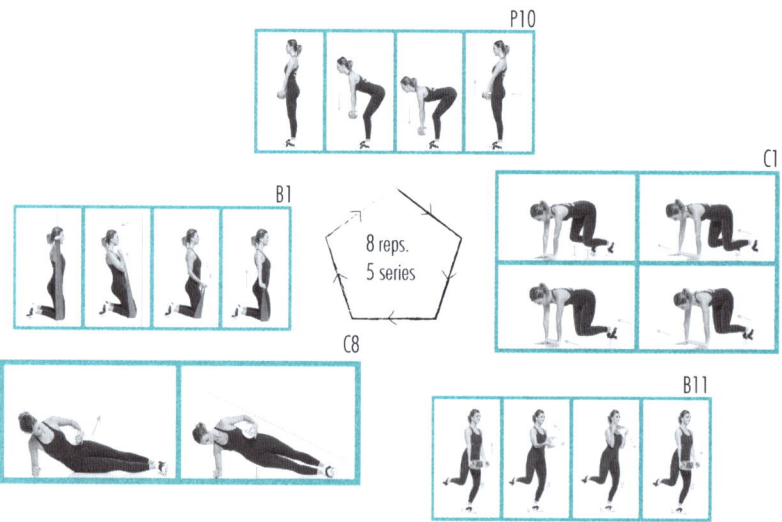

Imagen 18

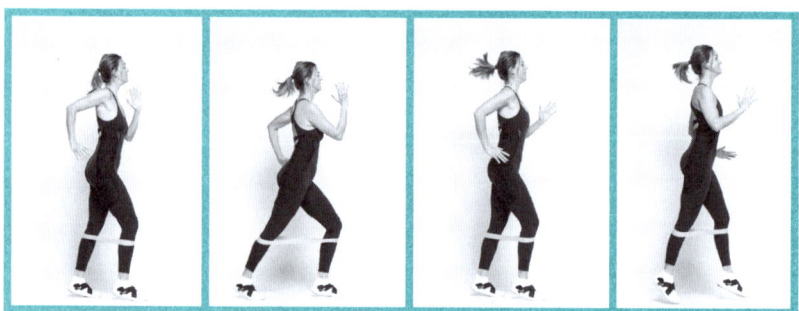

Imagen 19

EJERCICIOS

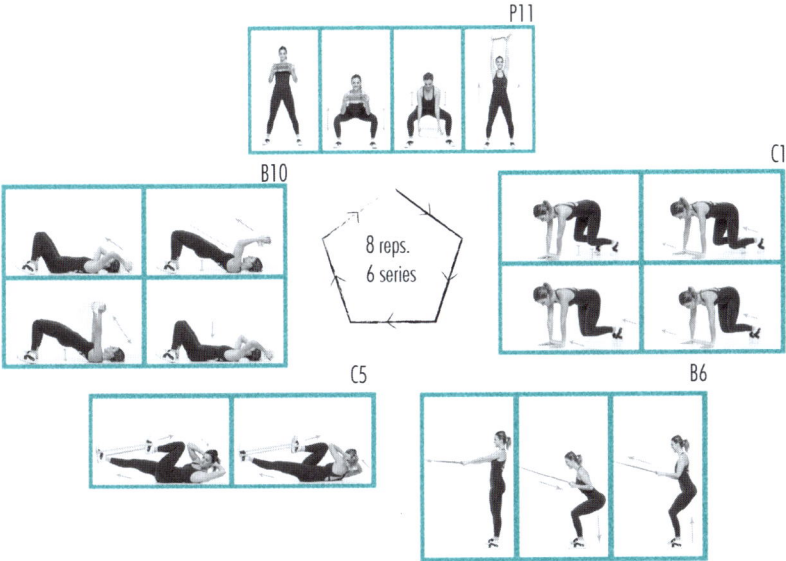

Imagen 20

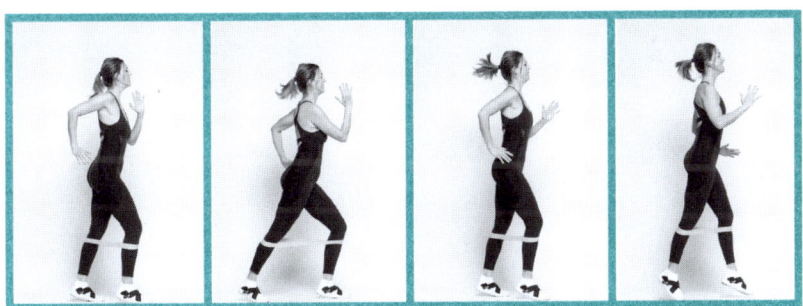

Imagen 21

SOMOS CÍCLICAS

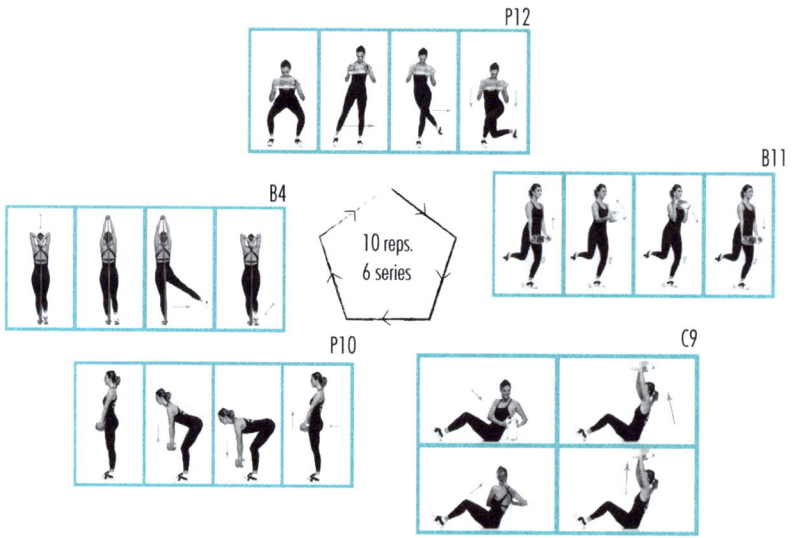

Imagen 22

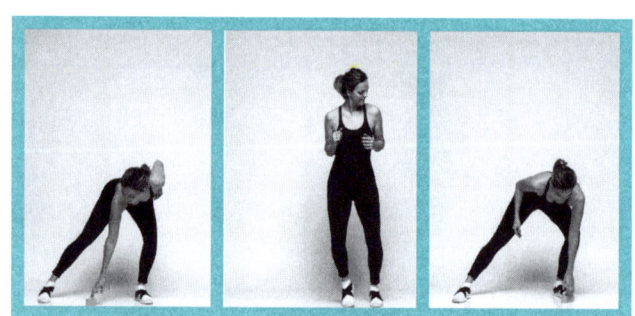

Imagen 23

EJERCICIOS

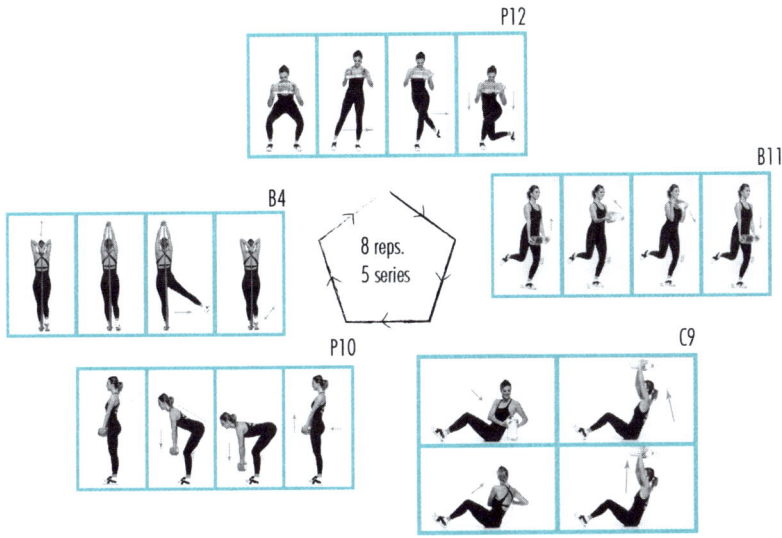

Imagen 24

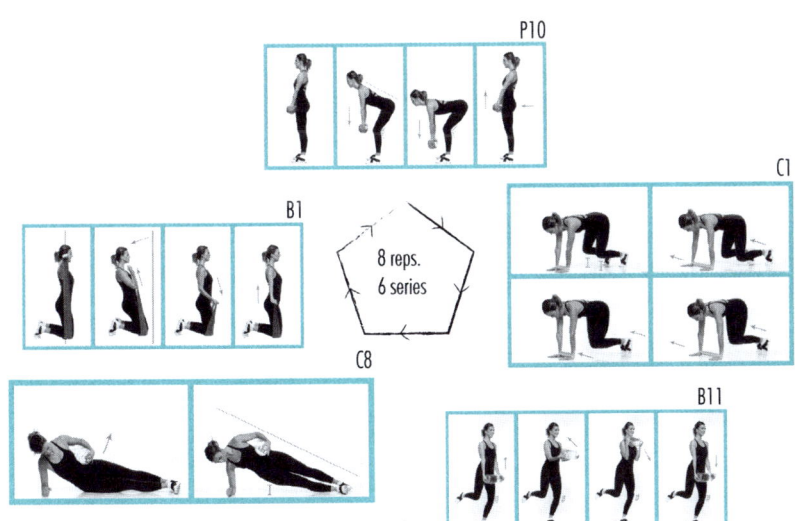

Imagen 25

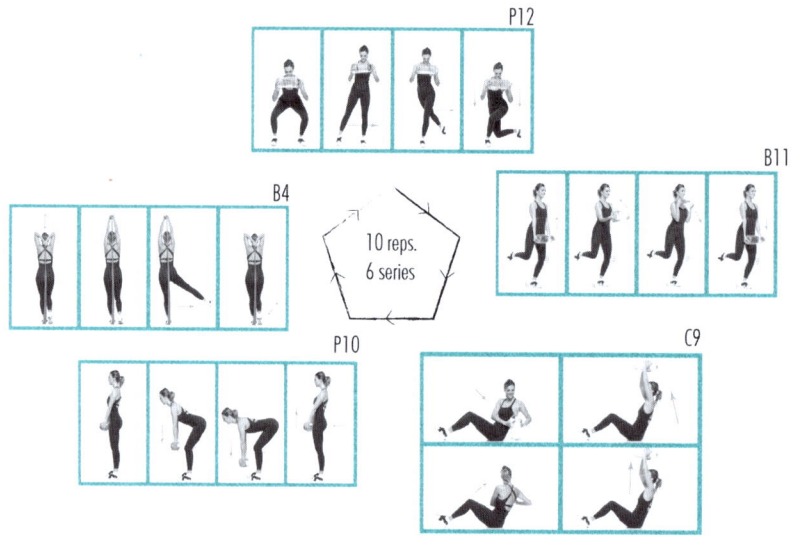

Imagen 26

EJERCICIOS

MES 1	MES 1	MES 1
SESIONES 10 Y 12	SESIONES 26 Y 28	SESIONES 42 Y 44
Cardio de 25 minutos de calentamiento Opciones: - Correr - Trotar - Alternar caminar y correr a trozos - Desplazarse lateralmente - Hacer una clase dirigida - Hacer un vídeo de zumba de YouTube - Nadar, montar en bici o patinar - Saltar a la comba - Bailar «Staying alive» - Etcétera	Cardio de 30 minutos de calentamiento Opciones: - Correr - Trotar - Alternar caminar y correr a trozos - Desplazarse lateralmente - Hacer una clase dirigida - Hacer un vídeo de zumba de YouTube - Nadar, montar en bici o patinar - Saltar a la comba - Bailar «Staying alive» - Etcétera	Cardio de 35 minutos de calentamiento Opciones: - Correr - Trotar - Alternar caminar y correr a trozos - Desplazarse lateralmente - Hacer una clase dirigida - Hacer un vídeo de zumba de YouTube - Nadar, montar en bici o patinar - Saltar a la comba - Bailar «Staying alive» - Etcétera
Tonificación: SESIÓN 10: 12 x 4 SESIÓN 12: 10 x 4 Descansos: 30 segundos	Tonificación: SESIÓN 26: 16 x 4 SESIÓN 28: 14 x 4 Descansos: 30 segundos	Tonificación: SESIÓN 42: 20 x 4 SESIÓN 44: 18 x 4 Descansos: 30 segundos
Pentágono: 1: P6 2: P7 3: B2 4: C6 5: C9	Pentágono: 1: P10 2: B12 3: B3 4: C10 5: C11	Pentágono: 1: P11 2: P2 3: B2 4: B4 5: C12
(Véase imagen 27)	*(Véase imagen 28)*	*(Véase imagen 29)*

SESIONES 11 Y 13	SESIONES 27 Y 29	SESIONES 43 Y 45
Cardio de 10 minutos Opciones: - Correr - Desplazarse lateralmente - Saltar a la comba - Bailar «YMCA» - Etcétera	Cardio de 10 minutos Opciones: - Correr - Desplazarse lateralmente - Saltar a la comba - Bailar «Call me Maybe» - Etcétera	Cardio de 10 minutos Opciones: - Correr - Desplazarse lateralmente - Saltar a la comba - Bailar «Believe», de Cher - Etcétera
Tonificación: SESIÓN 11: 12 x 4 SESIÓN 13: 10 x 4 Descansos: 30 segundos	Tonificación: SESIÓN 27: 16 x 4 SESIÓN 29: 14 x 4 Descansos: 30 segundos	Tonificación: SESIÓN 43: 20 x 4 SESIÓN 45: 18 x 4 Descansos: 30 segundos
Pentágono: 1: P11 2: P3 3: B2 4: B5 5: C1	Pentágono: 1: P12 2: P4 3: B4 4: C4 5: C5	Pentágono: 1: P1 2: P6 3: P7 4: B1 5: C3
(Véase imagen 30)	*(Véase imagen 32)*	*(Véase imagen 34)*
HIIT: 5 intervalos (25-35) por 2	HIIT: 7 intervalos (20-40) por 2	HIIT: 7 intervalos (30-30) por 2
Ejercicio principal: jumping jack	Ejercicio principal: tijeras	Ejercicio principal: desplazamiento lateral
(Véase imagen 31)	*(Véase imagen 33)*	*(Véase imagen 35)*

EJERCICIOS

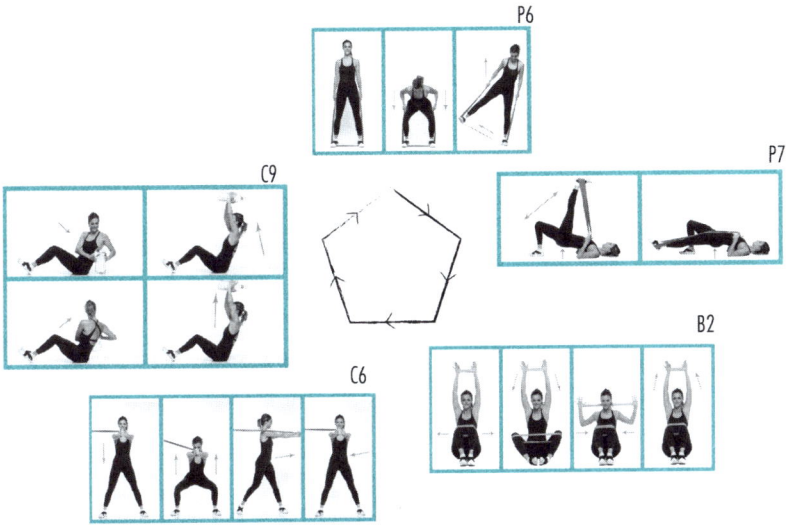

Imagen 27

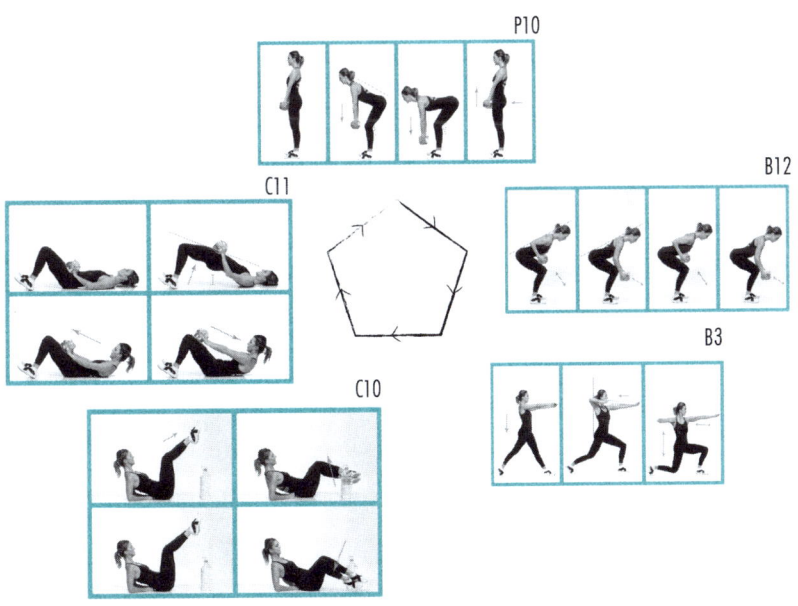

Imagen 28

SOMOS CÍCLICAS

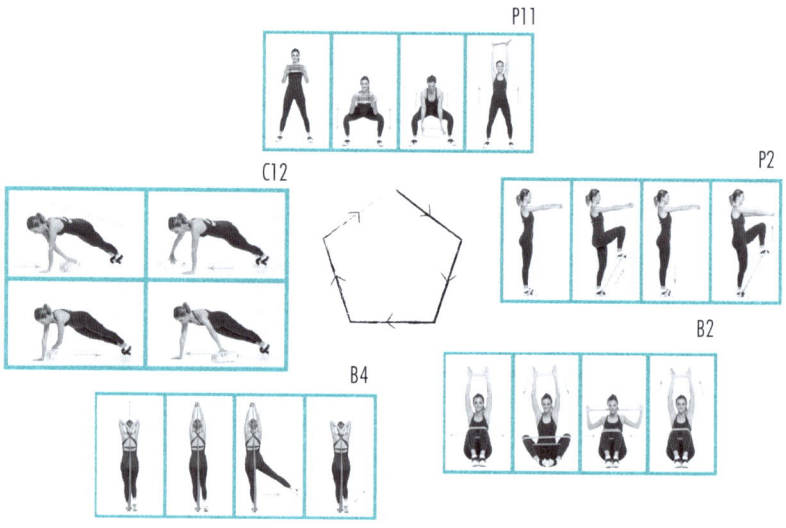

Imagen 29

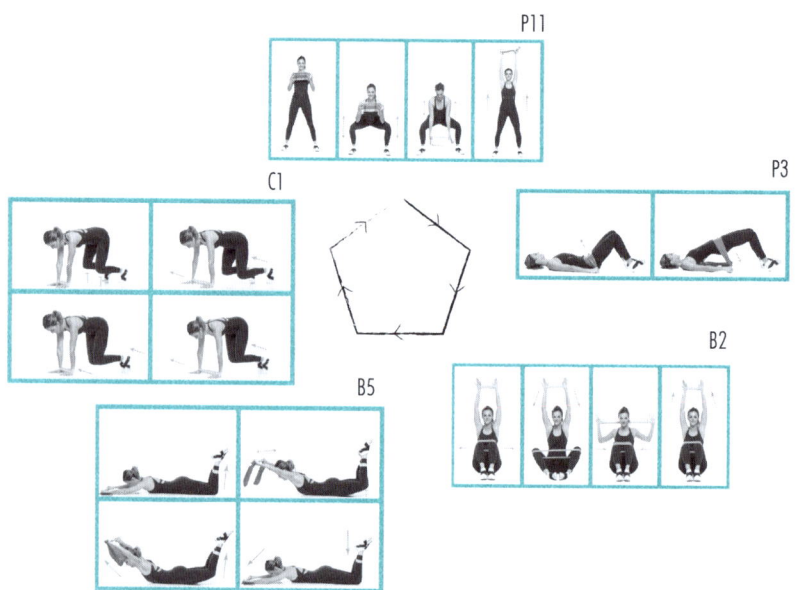

Imagen 30

EJERCICIOS

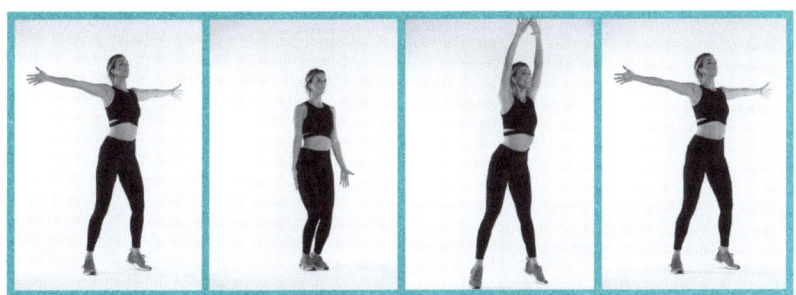

Imagen 31

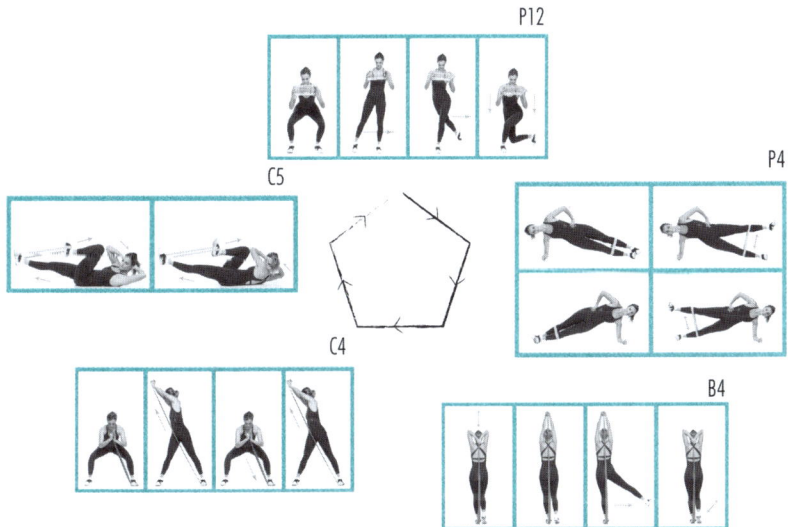

Imagen 32

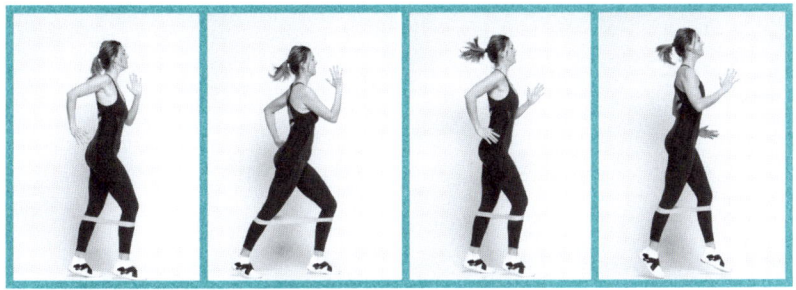

Imagen 33

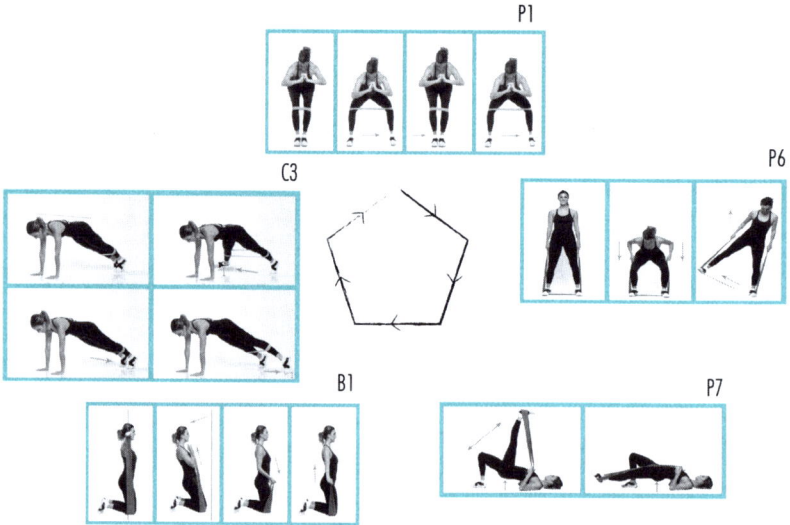

Imagen 34

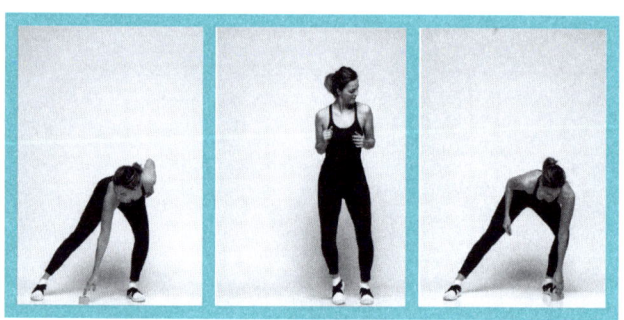

Imagen 35

EJERCICIOS

MES 1	MES 2	MES 3
SESIONES 14 Y 16	**SESIONES 30 Y 32**	**SESIONES 46 Y 48**
Iniciamos la sesión movilizando libremente las articulaciones de nuestro cuerpo y haciendo 10 respiraciones muy largas y profundas, inspirando por la nariz y exhalando por la boca. Es importante que sientas que las costillas se abren y se cierran. + 3 ejercicios hipopresivos Vamos a utilizar los ejercicios hipopresivos para mejorar la movilidad intrauterina, con el fin de reducir las molestias menstruales. Este tipo de ejercicios reducen la tensión fascial y la presión intraabdominal, lo cual mejorará nuestro bienestar. 5 repeticiones por ejercicio *(Véase imagen 36)* Cardio suave de 15 minutos	Iniciamos la sesión movilizando libremente las articulaciones de nuestro cuerpo y haciendo 10 respiraciones muy largas y profundas, inspirando por la nariz y exhalando por la boca. Es importante que sientas que las costillas se abren y se cierran. + 3 ejercicios hipopresivos Vamos a utilizar los ejercicios hipopresivos para mejorar la movilidad intrauterina, con el fin de reducir las molestias menstruales. Este tipo de ejercicios reducen la tensión fascial y la presión intraabdominal, lo cual mejorará nuestro bienestar. 5 repeticiones por ejercicio *(Véase imagen 38)* Cardio suave de 20 minutos	Iniciamos la sesión movilizando libremente las articulaciones de nuestro cuerpo y haciendo 10 respiraciones muy largas y profundas, inspirando por la nariz y exhalando por la boca. Es importante que sientas que las costillas se abren y se cierran. + 3 ejercicios hipopresivos Vamos a utilizar los ejercicios hipopresivos para mejorar la movilidad intrauterina, con el fin de reducir las molestias menstruales. Este tipo de ejercicios reducen la tensión fascial y la presión intraabdominal, lo cual mejorará nuestro bienestar. 5 repeticiones por ejercicio *(Véase imagen 40)* Cardio suave de 25 minutos

SOMOS CÍCLICAS

F: 10 repeticiones x 3
Descansos: 40 segundos
Tabla variada lenta y control isométrico.
 	
Pentágono:
  1: P10
  2: B7
  3: P3
  4: C2
  5: C6
 	
Estiramos
 	
(Véase imagen 37)
	F: 12 repeticiones x 3
	Descansos: 40 segundos
	Tabla variada lenta y control isométrico.
	
	Pentágono:
	  1: P11
	  2: B6
	  3: P5
	  4: B10
	  5: C4
	
	Estiramos
	
	(Véase imagen 39)
		F: 14 repeticiones x 3
		Descansos: 40 segundos
		Tabla variada lenta y control isométrico.
		
		Pentágono:
		  1: C1
		  2: P9
		  3: C11
		  4: B9
		  5: C6
		
		Estiramos
		
		(Véase imagen 41)

SESIÓN 15 Iniciamos la sesión movilizando libremente las articulaciones de nuestro cuerpo y haciendo 10 respiraciones muy largas y profundas, inspirando por la nariz y exhalando por la boca. Es importante que sientas que las costillas se abren y se cierran. + 3 ejercicios hipopresivos 5 repeticiones por ejercicio *(Véase imagen 42)* Cardio muy suave de 15 minutos	**SESIÓN 31** Iniciamos la sesión movilizando libremente las articulaciones de nuestro cuerpo y haciendo 10 respiraciones muy largas y profundas, inspirando por la nariz y exhalando por la boca. Es importante que sientas que las costillas se abren y se cierran. + 3 ejercicios hipopresivos 5 repeticiones por ejercicio *(Véase imagen 44)* Cardio muy suave de 20 minutos	**SESIÓN 47** Iniciamos la sesión movilizando libremente las articulaciones de nuestro cuerpo y haciendo 10 respiraciones muy largas y profundas, inspirando por la nariz y exhalando por la boca. Es importante que sientas que las costillas se abren y se cierran. + 3 ejercicios hipopresivos 5 repeticiones por ejercicio *(Véase imagen 46)* Cardio muy suave de 25 minutos

EJERCICIOS

F: 10 repeticiones por 3
Descansos:
40 segundos
Control isométrico.

Pentágono:

1: C1
2: P9
3: C11
4: B9
5: C6

Estiramos

(Véase imagen 43)

F: 12 repeticiones por 3
Descansos:
40 segundos
Control isométrico.

Pentágono:

1: P10
2: B7
3: P3
4: C2
5: C6

Estiramos

(Véase imagen 45)

F: 14 repeticiones por 3
Descansos:
40 segundos
Control isométrico.

Pentágono:

1: P11
2: B6
3: P5
4: B10
5: C4

Estiramos

(Véase imagen 47)

Imagen 36

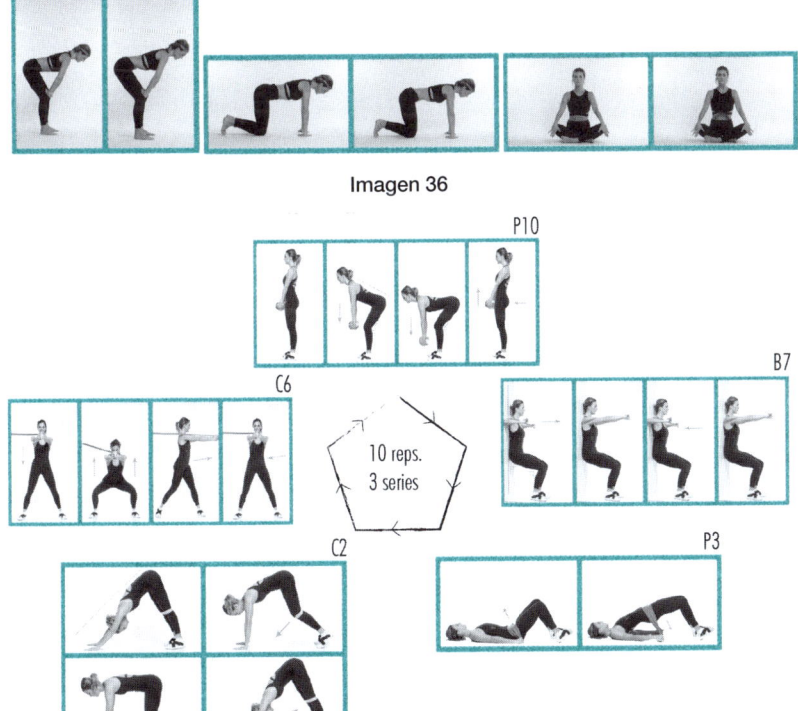

Imagen 37

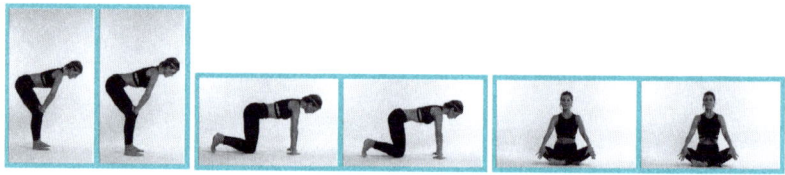

Imagen 38

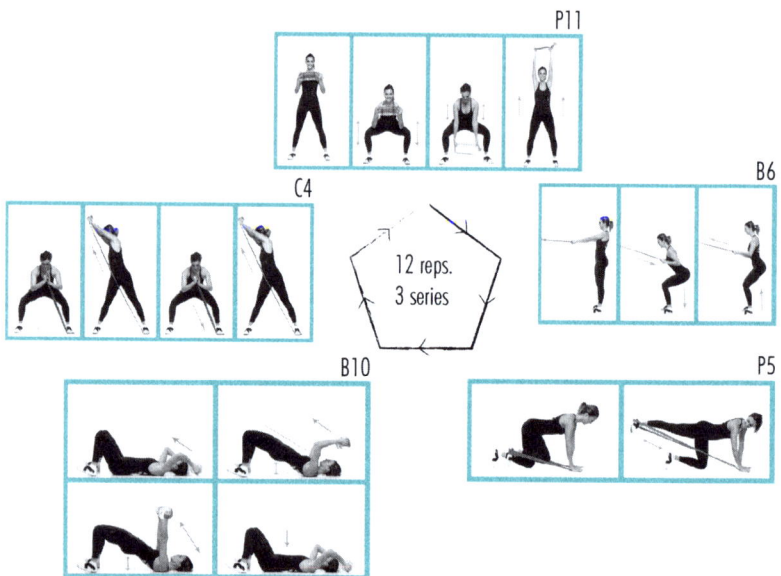

Imagen 39

EJERCICIOS

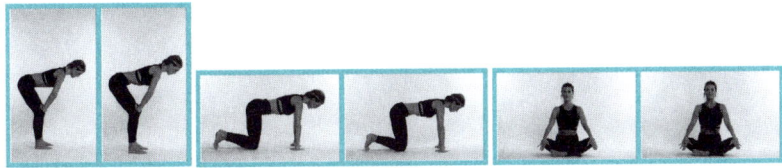

Imagen 40

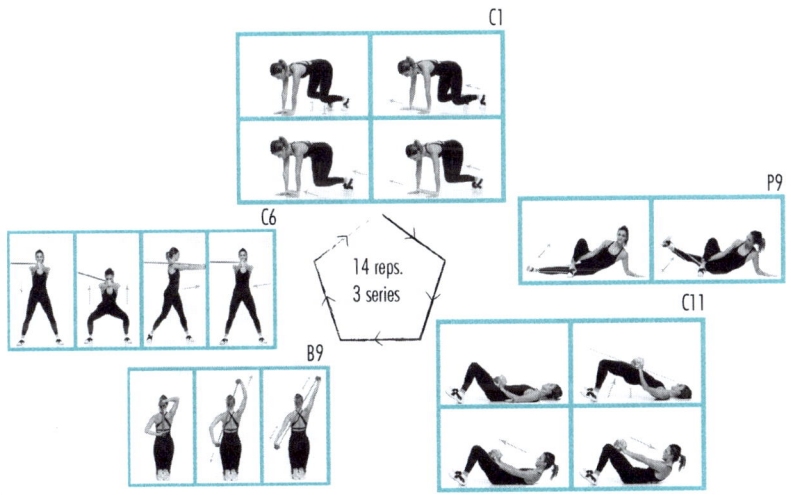

Imagen 41

SOMOS CÍCLICAS

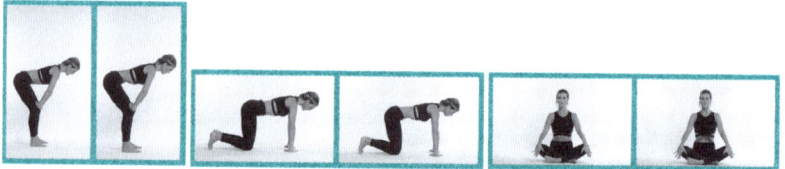

Imagen 42

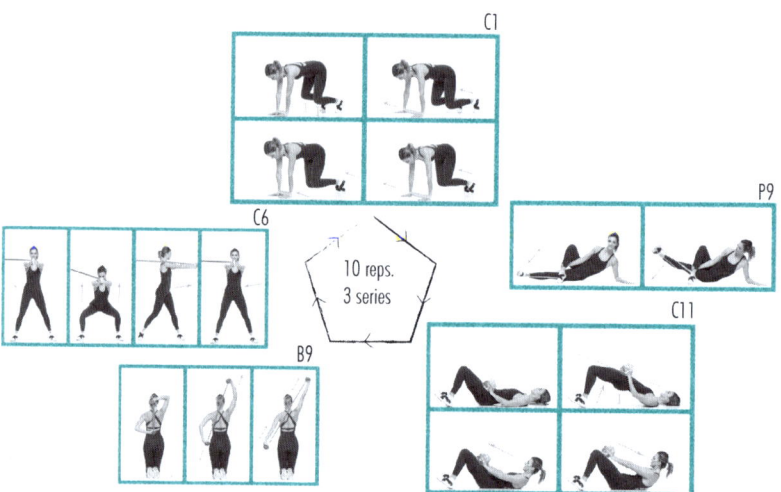

Imagen 43

EJERCICIOS

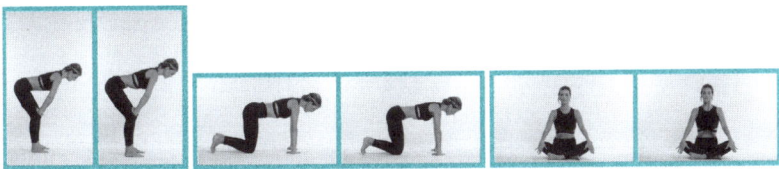

Imagen 44

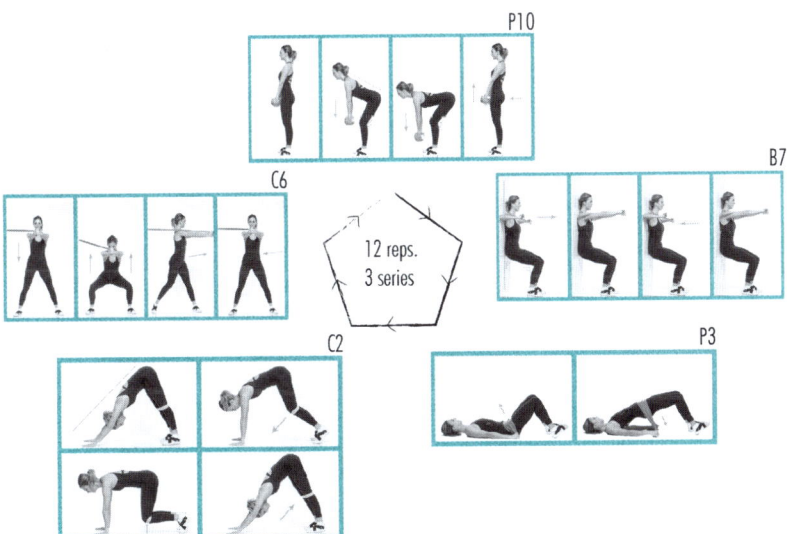

Imagen 45

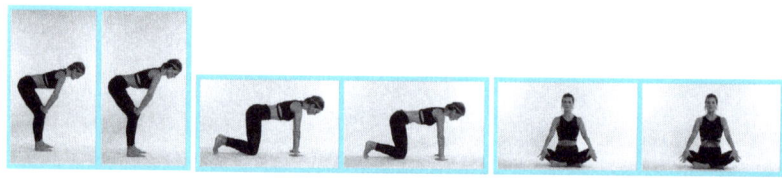

Imagen 46

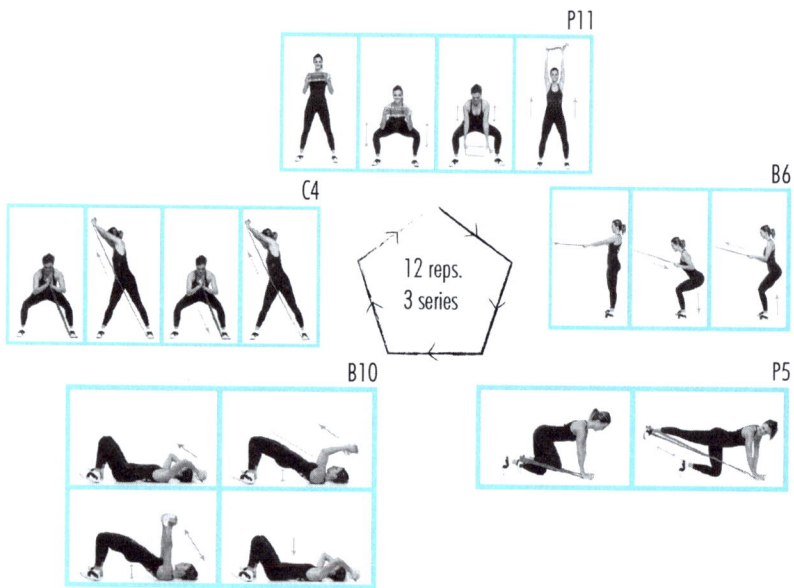

Imagen 47

Complementos perfectos de entrenamiento

Práctica de ejercicios de mejora postural, abdominal y de suelo pélvico:
En un libro para nosotras las mujeres es imposible obviar este apartado. Nuestra pelvis está rodeada de una serie de grupos musculares que han sido olvidados a lo largo de la historia y, por fin, muchos profesionales (fisioterapeutas, médicos y rehabilitadores deportivos) han dado un manotazo sobre la mesa para decir ¡basta ya! Es hora de empezar a dar normalidad al cuidado de una zona que ha sido tabú durante tantos años.

Gracias a Dios, obsoletos quedan ya los abdominales tradicionales de tipo hiperpresivo, es decir, aumentando la presión interna de nuestro abdomen. Para que nos entendamos, me refiero a los abdominales de toda la vida. Aquellos en los que la deportista queda tumbada en el suelo y va subiendo el pecho acompañado de una mala gestión respiratoria que aumenta la presión intraabdominal.

Esta descontrolada e innecesaria presión ha supuesto durante mucho tiempo que las mujeres ejercieran un inconsciente empuje hacia el exterior de los órganos situados en la cavidad pélvica. Este agresivo acto ha producido graves lesiones en los vientres y suelos pélvicos de multitud de personas, tanto en mujeres como en hombres. ¿Te suenan las diástasis, hernias, prolapsos, incontinencia urinaria...?

En este apartado quiero mostrar algunas de las herramientas que los profesionales y preparadores tenemos para complementar y mejorar el trabajo de entrenamiento y la repercusión que este puede tener sobre nuestro suelo pélvico.

El «suelo pélvico», ese concepto que está en boca de algunas, pero del que pocas saben mucho.

La musculatura del suelo pélvico es la que rodea tanto interna como externamente nuestra pelvis y tiene diferentes direcciones, formas, subfunciones y profundidades.

Otro concepto muscular que quiero mencionar para que os suene es el «diafragma», un músculo con funcionalidad respiratoria que sostiene nuestras vísceras con ligamento como si fuera la mano que aguanta los hilos de una marioneta, de ahí su importancia en la correcta colocación de las vísceras.

De un modo generalizado podríamos decir que el suelo pélvico tiene una funcionalidad «amortiguadora» que puede verse perjudicada por hipertonías o hipotonías musculares (problemas en el tono muscular pélvico).

Mucha gente piensa que este tipo de lesiones solamente se dan en mujeres que han tenido ya un embarazo llevado a término, pero no tiene porqué ser así. Como hemos indicado son músculos amortiguadores, por lo tanto cualquier deporte con impacto o que suponga una respiración mal gestionada va a afectar a estos directamente y no es necesario haber sufrido un parto.

Ahora bien, ¿que un parto es tremendo para el suelo pélvico y que hay que hacer una buena recuperación con una fisioterapeuta especializada? Sí, pero las lesiones de SP no son cosa solamente ni de mujeres ni de posparturientas. ¡Punto pelota!

Lamentablemente debido a la temática de este libro no me voy a poder extender demasiado en este apartado, pero sí quiero intentar darte una pincelada sobre algunas técnicas que puedes utilizar para que entiendas un poco por dónde va el tema y para que veas que también va contigo porque tú también tienes músculos pélvicos.

Vamos a ver... ¿has tenido alguna vez la sensación de hacerte pipí durante un esfuerzo? ¿O sensación de pesadez vaginal en las fases previas a tener la regla o al ir a correr? ¿Te da la sensación de que tu vientre se sale cuando haces un esfuerzo y eres completamente incapaz de mantener tu bajo vientre recogido durante algo tan «simple» como una plancha? Estas y otras muchas preguntas sacan a la mesa problemas de disfunción abdominal que repercuten en nuestro periné y evidencian que vamos a tener problemas que solamente pueden ir a mayores con el paso de los años y a medida que perdamos niveles de colágeno, algo que ocurre a partir de los treinta y cinco años en el proceso natural del envejecimiento de nuestro cuerpo.

Me gustaría hablar de un concepto que está súper de moda, el «hipopresivo», ya que ha marcado un antes y un después en la actividad física de muchas mujeres, siendo una revolución en el ejercicio de los grupos musculares del abdomen, de la pelvis y de la postura corporal.

Podemos también hablar de algunas variantes y nuevos métodos que han ido apareciendo, como los ejercicios 5P.

¿Qué es la metodología 5P?

Está muy de moda ver en redes sociales a *celebrities* trabajando sobre un tronco cortado de manera horizontal. También puedes haber visto a algunas *influencers* entrenando con una especie de silbato en la boca... ¡Eso son ejercicios de tipo 5P!

Por si no eres una fanática de las redes sociales te explicaré en qué consisten.

Se trata de un método de entrenamiento creado por una matrona (Chantal Fabre-Clergue). Su metodología ha sido contrastada con estudios científicos realizados por fisioterapeutas especializados en suelo pélvico y competencia respiratoria.

El objetivo de los 5P es la mejora postural y la perfección de la armonía funcional de nuestra anatomía. Logrando gracias a ella más control y conciencia de nuestro cuerpo y del equilibrio.

Los 5P nos van a hacer desaprender malos vicios y reeducar la colocación corporal mejorando la función respiratoria, algo que afecta en beneficio de nuestro cuerpo en cuanto a colocación.

¿Cómo se hacen? Respirando suavemente (de una determinada manera) y utilizando el arco plantar de nuestros pies colocándonos sobre una superficie dura e inestable (el tronco). Estar sobre el tronco supone para quien lo practica estar en constantes desequilibrios y reajustes que permitirán un trabajo generalizado de la musculatura que estabiliza todas y cada una de nuestras articulaciones. De este modo se consigue mejorar progresivamente y ello nos permitirá seguir avanzando.

En una segunda fase, los 5P trabajan ejercicios dinámicos suaves que nos permiten mejorar el tono (que no la fuerza) muscular permitiendo reforzar el abdomen desde lo más profundo, haciendo un correcto trabajo del transverso (músculo más profundo de nuestro cinturón abdominal).

Todo ello contribuirá a mejorar el «tono» de la musculatura de sostén de nuestro tronco y disminuir así las presiones intraabdominales que tanto afectan al suelo pélvico (y a otros músculos). Esto nos lleva a deducir que los 5P ayudan de manera muy favorable al suelo pélvico y la función respiratoria. Por tanto se convierten en una herramienta más en la que nos podemos apoyar para mejorar nuestra salud.

Dado que es un tema muy extenso, os animo a leer mucho sobre él ya que son muy efectivos y a mí particularmente me gustan a la hora de rehabilitar y readaptar a las personas con lesiones o futuras lesiones (embarazadas) lumbares, pélvicas, abdominales y perineales.

En esta obra nos vamos a centrar en los ejercicios hipopresivos.

La práctica habitual de estos ejercicios (y con habitual me refiero a 15 minutos, dos o tres veces por semana) previene lesiones no solo en la «tableta de chocolate», sino también en el resto de los músculos de la cavidad torácica, destacando el tándem del suelo pélvico y el diafragma. Las que me conocéis sabéis que siempre me quejo de lo mismo: estos dos músculos han sido siempre los grandes olvidados en las ciencias de la actividad física. Sin duda, los hipopresivos y otros métodos vienen a resolver esta carencia histórica del *fitness*. De todos modos, si os encontráis en una situación que puede ser particular, mi consejo siempre es que os pongáis en manos de una buena fisioterapeuta de suelo pélvico, ya que cada persona es un mundo, y los ejercicios hipopresivos pueden no ser la panacea de tus problemas con el pipí.

Empieza un apartado donde el bienestar es el protagonista. Un lugar en el que vamos a mejorar y tonificar la espalda, el periné, el diafragma y, cómo no, el abdomen al trabajar toda el área del vientre bajo. Hazte un favor y olvídate del *six pack*, porque hablamos de salud, no de estética. Ahora toca corregir la postura en poco tiempo y mejorar la posición de nuestra estructura gracias a la reeducación postural, que de paso ayudará a sostener mejor los órganos internos. En resumidas cuentas, los músculos recobrarán en muchos casos su función de sujeción, eso sí, siempre y cuando ganemos consciencia y autocontrol de nuestra postura veinticuatro horas al día.

Como su propio nombre indica, «hipopresivo» hace referencia a la disminución de la presión dentro de la cavidad abdominal. Rescatando sus orígenes en el yoga, los profesionales del mundo de las Ciencias de la Actividad Física han sabido adaptar una gran variedad de ejercicios isométricos o de dinámica suave para reeducar la faja abdominal, con lo que han logrado beneficios físicos como reducción del contorno de la cintura, alargamiento y mejora en la postura, incremento de la capacidad de transporte de oxígeno, mayor control de la respiración, aumento de la funcionalidad de la musculatura respiratoria costal y mejoras en el riego sanguíneo.

Quienes hemos practicado «hipos», como me gusta llamarlos, sabemos que, con estos ejercicios, la presión interna del abdomen disminuye y reducimos el contorno y la forma. Por todo ello, los famosos «hipos» están a la orden del día en los centros de élite, y sus resultados ayudan a muchas de nosotras a sentirnos mejor y a mostrar una silueta y una postura más elegante y saludable.

¿Cómo vamos a utilizar exactamente la gimnasia hipopresiva?

La práctica de hipopresivos combina ejercicios posturales que, al ejercer diferentes fuerzas, hacen trabajar la musculatura. Son, por lo tanto, ejercicios de tipo isométrico con poco o nada de movimiento, en los que mantenemos posturas que requieren de tensión muscular y se combinan con ejercicios respiratorios en apnea, que nos ayudan a obtener la presión intraabdominal negativa que buscábamos.

La respiración de los ejercicios hipopresivos implica siempre una profunda inspiración seguida de una exhalación larga y suave que acabará en una apnea (retén el aire) y un bloqueo de nariz y boca (ayúdate con la mano si quieres). A continuación generamos un «efecto succión»: las costillas se elevan y nivelan así el famoso diafragma. Al subir, este nos deja espacio y permite liberar nuestros órganos abdominales al reducir la presión a la que están sometidos. Dicho de otra manera, el músculo protagonista en esta acción, el diafragma, se encarga de estirarse todo lo que puede a modo de aspiración, provocando el vacío en la zona abdominal, que va desde las costillas hasta prácticamente el pubis. El ombligo queda progresivamente más elevado, alargado y sostenido, y arrastra con él las vísceras y la zona perineal.

En definitiva, los objetivos del entrenamiento de este tipo de ejercicios son:

Tonificar correctamente la musculatura abdominal y perineal.
Mejorar la postura de todo el cuerpo.
Prevenir y revertir las hernias o los principios de hernias discales, abdominales o vaginales, entre otras.
Ampliar la capacidad pulmonar y mejorar la oxigenación de la sangre.

EJERCICIOS

Reducir las pérdidas de orina.
Mejorar el retorno venoso de las piernas.
Crear una musculatura que refuerce y proteja las lumbares.
Aumentar el placer sexual y la función sexual.
Disminuir el perímetro de cintura.
Proporcionar bienestar.

Como sabemos que no estás aquí, en vivo y en directo, he decidido seleccionar aquellos ejercicios en los que la postura es más sencilla de entender y realizar. Su efectividad es mayor, ya que nos aseguramos de que la ejecución sea lo más correcta posible. De esta manera, aumentamos la posibilidad de llevarlas a cabo satisfactoriamente.

Nos hemos centrado en tres ejercicios diferentes, aunque relacionados entre sí, pues en todos ellos se trabajan las fuerzas en «cadena cerrada», es decir, hacemos fuerza física contra «algo» (el suelo, una rodilla, los muslos, etcétera). En caso de que no consigáis entenderlos, en mi canal de YouTube podréis encontrar un vídeo que se llama «Deberes de hipopresivos» que explica fenomenal el concepto y la idea de los mismos.

1. Calentamiento:

Para hacer una introducción a los ejercicios hipopresivos, tienes que ponerte de pie frente a un espejo y hacer un sencillo ejercicio de calentamiento: ocho respiraciones profundas inspirando por la nariz mientras llevas las costillas y el esternón hacia afuera y hacia arriba. A continuación exhala lentamente por la boca dejando salir el aire poniendo la boca como cuando dices la letra A, ¡aaaaaahhhhhh! ¡Ojo! Estos ejercicios serán mucho más efectivos si aprovechamos este calentamiento para relajarnos y desconectar un poco.

Una vez que hayas entrado en calor, puedes iniciar la «tabla de hipopresivos».

2. Realización práctica:

Este apartado te lleva unos ocho minutos de tiempo, así que quítate esa pereza de encima y vamos a darle caña.

Hacemos cinco repeticiones de cada ejercicio, y tenemos tres ejercicios diferentes. No nos engañemos, son complejos, así que relájate y no te agobies si no te salen, poco a poco aprenderás los movimientos y los interiorizarás. ¡Importante! Entre repetición y repetición (de apnea) debes realizar dos respiraciones profundas para volver a oxigenarte y evitar mareos. Después de estas dos respiraciones, pasa directamente a la siguiente repetición. Tras concluir el ejercicio de una de las posturas, te aconsejo que enlaces con la siguiente posición de manera armónica y seguida.

Un pequeño truco: con frecuencia, te voy a pedir que estires la espalda hacia arriba. Es un movimiento difícil de explicar y es muy importante realizarlo correctamente. Para asegurarnos de que sea así, imagina que te atas una coleta muy muy alta en plan ochentero y que alguien te estira de ella hacia arriba. Seguro que mientras lees esto estás realizando el movimiento. ¿Notas cómo la espalda se estira y la barbilla va hacia abajo? ¡Este es el efecto que buscamos! A este movimiento lo llamaremos «la coleta ochentera».

Bueno, ha llegado el momento de darle al *low pressure*. Una cosita más, intenta mantener el *flow* que hemos alcanzado con el calentamiento. Estos ejercicios no solo son de tonificación, también te van a servir para calmarte. Puede ser una buena idea ponerte un poco de música calmarte de fondo que te ayude a concentrarte mejor en la respiración y a centrarte en tu cuerpo.

¡Vamos a ello!

EJERCICIOS

Ejercicio hipopresivo	Explicación técnica del gesto
Artemisa (de pie con las manos apoyadas en las rodillas)	1. Colócate de pie, con los pies separados a unos 20 centímetros. Para que nos entendamos, los pies y los hombros deben estar alineados. 2. Flexiona las rodillas ligeramente. 3. Inclina el tronco hacia delante. 4. Coloca las manos con la palma hacia abajo; las puntas de los dedos corazón deben tocarse. 5. Apoya los talones de las manos justo por encima de las rodillas; los codos deben quedar semiflexionados. 6. Haz presión con el tronco sobre las rodillas con la cabeza hacia adelante mientras alargas el cuello hacia arriba y bajas la barbilla. La espalda debe quedar totalmente en plan coleta ochentera. 7. Por último, echa el peso ligeramente hacia delante. Bien, ya tenemos la postura correcta, ahora toca hacer presión negativa: Inspira por la nariz llevando el esternón hacia afuera. Exhala dejando salir el aire por la boca. Inspira de nuevo, exhala, inspira, exhaaaaaaalaaaaa. Tienes que vaciar los pulmones por completo. Abre las costillas, mete el ombligo, como si quisieras coger aire, pero con la boca y la nariz tapadas. Mantén esta situación unos cinco o siete segundos e inspira aire de nuevo sin abandonar la postura para oxigenarte. Puedes aprovechar estas respiraciones para «un truqui»: pon el culo en pompa para estirar la zona lumbar y saca el pecho para evitar la chepa. Como si fueras Naomi Watts en la peli *Lo imposible*. Recupera la respiración y repite de nuevo cinco veces.

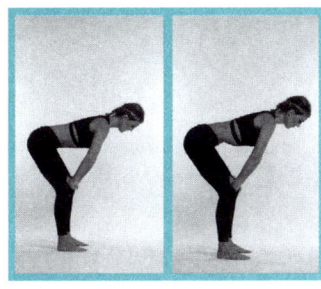

Ejercicio hipopresivo	Explicación técnica del gesto
Gaia (a cuatro patas)	1. Arrodíllate en el suelo; los pies deben estar en flexión y las rodillas bajo la cadera, de manera que el fémur quede perpendicular al suelo. 2. Adelanta ligeramente la cadera. 3. Apoya las manos en el suelo; deben quedar justo debajo de los hombros y enfrentadas entre sí, como si fueras un *bulldog*. Los codos, un poco flexionados separando el pecho del suelo. 4. Alarga la cabeza como si te estiraran de la coleta ochentera. 5. Lleva los hombros por delante de la vertical de las manos. Bien, ya tenemos la postura correcta, ahora toca hacer presión negativa: Inspira por la nariz llevando el esternón hacia afuera. Exhala dejando salir el aire por la boca. Inspira de nuevo, exhala, inspira, exhaaaaaaalaaaaa. Tienes que vaciar los pulmones por completo. Abre las costillas, mete el ombligo, como si quisieras coger aire, pero con la boca y la nariz tapadas. Mantén esta situación unos cinco o siete segundos e inspira aire de nuevo sin abandonar la postura para oxigenarte. Como si fueras Naomi Watts en la peli *Lo imposible*. Recupera la respiración y repite de nuevo cinco veces.

EJERCICIOS

Ejercicio hipopresivo	Explicación técnica del gesto
Hestia (Sentada con las piernas cruzadas)	1. Siéntate en el suelo con las piernas cruzadas. Si sufres problemas de rodillas, puedes dejarlas semiflexionadas, sin llegar a cruzarlas completamente. 2. Trata de mantener la espalda en vertical; si no lo consigues, puedes apoyarte contra la pared. 3. Estira toda la espalda al máximo en plan coleta ochentera, desde la cadera hasta la parte más alta de la cabeza. 4. Desde esta posición alarga los brazos rectos hacia delante (¡espalda recta, no te empanes!). 5. Estira los dedos lo máximo posible, las palmas mirando hacia abajo, a la altura de los hombros. 6. Con las palmas hacia abajo, deja caer lentamente los brazos hasta apoyar las muñecas contra las rodillas. 7. Haz presión contra las rodillas con las manos extendidas y las palmas hacia abajo. Bien, ya tenemos la postura correcta, ahora toca hacer presión negativa: Inspira por la nariz llevando el esternón hacia afuera. Exhala dejando salir el aire por la boca. Inspira de nuevo, exhala, inspira, exhaaaaaaalaaaaa. Tienes que vaciar los pulmones por completo. Abre las costillas, mete el ombligo, como si quisieras coger aire, pero con la boca y la nariz tapadas. Mantén esta situación unos cinco o siete segundos e inspira aire de nuevo sin abandonar la postura para oxigenarte. Como si fueras Naomi Watts en la peli *Lo imposible*. Recupera la respiración y repite de nuevo cinco veces.

Recuperación con estiramientos

Los estiramientos son la bomba, amiga, la base de la movilidad del cuerpo humano, y aportan a nuestro cuerpo cantidad de beneficios: aumentan la movilidad, mejoran la agilidad, reducen la contracción, eliminan la tensión, nos ayudan a reducir las agujetas, previenen lesiones... Sus efectos positivos van más allá de lo físico, el cuerpo somatiza los malos rollos emocionales del día a día y, como resultado, se sobrecarga nuestra musculatura, especialmente en los omóplatos y en la zona lumbar, pero también en la cadera, las mandíbulas o los brazos... todo depende.

Los estiramientos son los ejercicios más indicados para descongestionar estas tensiones musculares. Tienen la cualidad de equilibrar la tonicidad de los dos lados de nuestro cuerpo, hecho que aporta equilibrio, y en definitiva, ¿no es el equilibrio sinónimo de salud? Además, el alargamiento de la musculatura estimula el sistema nervioso, aumentando las endorfinas y produciendo una grata sensación de bienestar.

¿Qué mejor que estirar para mantenernos eternamente jóvenes? Evitar el dolor en muchos casos evita la amargura. Poder mantener una musculatura flexible nos permite movernos de manera ágil y juvenil. Poder mantener un buen ritmo, habilidad en el movimiento, una buena postura... Todo ayuda a vernos más elegantes y cuidadas.

A nivel óseo, abrir las articulaciones beneficia también el buen posicionamiento de las estructuras que lo componen, como ligamentos, fibras musculares, tendones o fascias, y en muchos casos alivian el agarrotamiento, la congestión y los bloqueos que son fruto de la inactividad.

Desgraciadamente, como los estiramientos se llevan a cabo al finalizar el entrenamiento, solemos hacerlos con poco cariño, ¡pero esto se tiene que acabar! Los estiramientos son una pieza clave del ejercicio, por lo que a la hora de trabajar nuestra tabla de estiramiento será primordial ejecutar los ejercicios con una técnica limpia y correcta para así aumentar el rango de movilidad y, en consecuencia, su eficacia. Recordemos que los estiramientos son una medida terapéutica en el tratamiento y cuidado de la musculatura. Te pido que les dediques el tiempo y cariño necesarios y los hagas de manera suave, controlada y efectiva.

¡No te embales! Es mejor lento y bien que rápido y a lo loco. Atenta, porque esto es muy importante: siempre tratamos de mantener una respiración fluida, profunda y suavizada. Por el bien de tu suelo pélvico, por favor, no retengas el aire y no te pongas de color rojo azulado. ¡Fluye! *Thank you*.

Mantenemos cada estiramiento una media de 15 o 20 segundos, o no sirve de nada. Cada estiramiento se debe hacer de manera adaptada a nuestras capacidades, es decir, controlando no hacernos daño. Es importante no forzar en exceso una articulación que no dé más de sí. Nunca realices un estiramiento si crees que puedes tener una lesión muscular. Me refiero a un dolor desgarrador, el estiramiento tiene que doler un poco, pero lo justo. Estamos entrenando, no torturándonos.

Un último detalle: nada de saltitos, brinquitos o rebotitos... titos... titos, ya que son muy lesivos. La explicación es supersencilla: con los rebotes no controlamos correctamente el límite de movimiento de nuestra musculatura, por lo que podemos generar desgarros sin darnos cuenta, y como estamos en caliente, no lo notaríamos hasta pasados unos veinte minutos. Es mucho mejor mantener la posición sin rebotar, siente la musculatura, alárgala y busca relajar todas y cada una de las fibras mejorando la movilidad.

Estiramiento	Descripción
Isquios	1. Siéntate con la espalda recta, flexiona una pierna al lado y extiende la otra. 2. Coloca la banda en la planta del pie y estira de ella. 3. Recuerda colocar la cadera hacia atrás (culete en pompa). 4. Mantén este estiramiento durante 17 segundos. Otra manera de realizar este ejercicio es tumbada, tal y como se aprecia en la imagen.
Trapecio	1. Coloca la banda por detrás de la nuca. 2. Coge un extremo de la goma y pásalo por la frente. 3. Ahora deja caer libremente el peso de la cabeza al tiempo que realizas una ligera tensión en la goma. 4. Mantén este ejercicio durante 10 segundos.

EJERCICIOS

Estiramiento	Descripción
Lumbares	1. Colócate de rodillas con las piernas ligeramente separadas. 2. Deja caer el tronco hacia delante. 3. Apoya la frente en el suelo. 4. Estira los brazos atrás. 5. Mantén la postura durante el tiempo que consideres necesario para relajar las lumbares.
Abductores y aductores	1. Ponte de pie, con las piernas separadas y estiradas. 2. Lleva la mano derecha al pie izquierdo. 3. Rota el tronco, estirándolo.

SOMOS CÍCLICAS

Estiramiento	Descripción
Glúteo piramidal	1. Siéntate en el suelo con la espalda recta, las piernas flexionadas y las plantas de los pies encaradas y en contacto y las rodillas separadas, intentando que toquen el suelo. 2. Pasa las manos debajo de las rodillas y abraza empeines. 3. Desde esta posición pon el culete en pompa o anteversión con el fin de sentir la liberación de los músculos internos de la cadera. Esta posición es muy liberadora. Ahora vamos a realizar una pequeña variante. 1. Lleva la cabeza hacia los pies, arqueando la espalda y escondiendo la tripa. 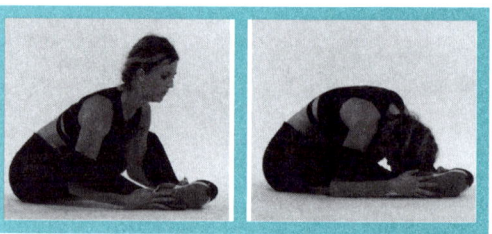
Isquios	1. Siéntate con las piernas juntas y estiradas. 2. Trata de alcanzar los pies; si no llegas, no pasa nada. El sacro tiene que apuntar hacia atrás (con el culete en pompa). Es importante mantener siempre la espalda bien recta. Si arqueas la espalda, aumenta la presión en los discos intervertebrales y nos podemos hacer daño en la espalda. Si ves que te duele la espalda, puedes tumbarte bocarriba con las piernas estiradas y apoyadas verticalmente en la pared. 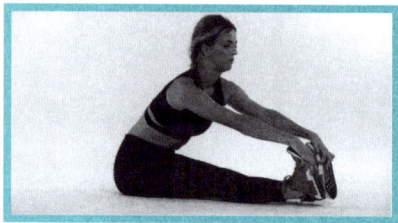

EJERCICIOS

Estiramiento	Descripción
Abductores, aductores y espalda (dorsal ancho, cuadrado lumbar y erectores)	1. Siéntate y abre las piernas bien estiradas. 2. Coloca el tronco recto y los brazos estirados a los lados. 3. Lleva el tronco al lado, alargando el brazo derecho a la derecha. 4. Es importante alargar la espalda como si quisieras ser más alta para evitar lesiones en la espalda. ¿Recuerdas la coleta ochentera que he comentado en el apartado de los hipopresivos? Pues eso... 5. Desde esta posición, lleva la mano derecha hacia el pie izquierdo tratando de mantener el pecho hacia adelante.

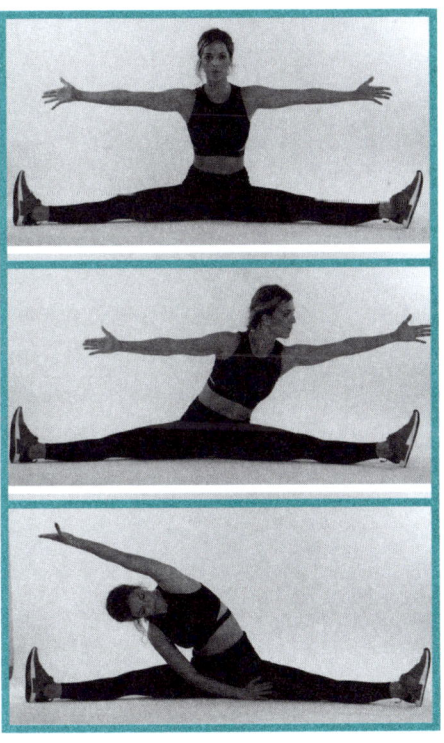

SOMOS CÍCLICAS

Estiramiento	Descripción
Espalda (región lumbar y dorsal)	1. Colócate en el suelo en posición de cuadrupedia. Vamos a realizar un ejercicio que nos ayuda a descongestionar la espalda. 2. Inclina el tronco hacia delante, escondiendo el pecho y sacando joroba. 3. Deja la cabeza colgando de manera relajada y natural. 4. La cadera es una continuidad de la espalda, que está totalmente redondeada. Recuerda hacer fuerza con el pubis hacia delante para el efecto del estiramiento.

EJERCICIOS

Estiramiento	Descripción
Abdominales y pectoral (torsión de tronco y pelvis)	1. Túmbate bocabajo, con las piernas estiradas y los brazos abiertos a los lados. 2. Eleva la pierna derecha flexionando la rodilla. 1. Lleva el pie derecho hacia la mano izquierda. Mantén esta posición 15-20 segundos. 3. Realiza la misma maniobra con la otra pierna. 4. Sentirás que se moviliza y libera el tronco e, indirectamente, el pecho.

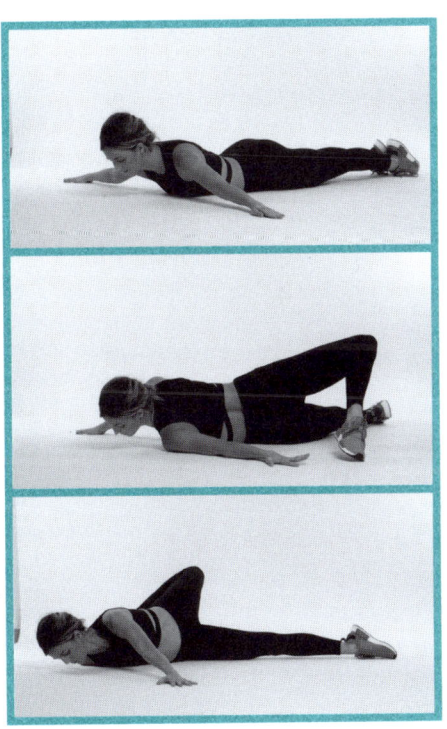

EPÍLOGO

Ahora sí, veamos el cuadro que resume todo lo visto en este libro:

- Las fases del ciclo menstrual

- Las hormonas que intervienen en cada una de ellas

- Los sentimientos asociados a cada fase

- Nuestra capacidad física en cuanto a rendimiento

- Los objetivos de entrenamiento para sacar el máximo rendimiento

SOMOS CÍCLICAS

DÍAS Y FASE	NIVELES HORMONALES Y ESTADO GENERAL	Es bastante normal sentir...
1-6 Menstruación (fase folicular temprana) 6 días	**FSH**: los valores de **FSH** empiezan a subir ligeramente para iniciar la fase de reclutamiento. Los niveles de **FSH** están por encima de los de **LH**. **LH**: ligeramente bajos. Los niveles de FSH están por encima de los de LH. **ESTRÓGENOS**: tasas bajas **PROGESTERONA**: va bajando *OTRAS:* subida del **cortisol** (segregado para estimular, en la siguiente fase, al estradiol que formará el folículo). El cortisol moviliza la glucosa y baja los niveles de testosterona y estradiol. Los **factores de crecimiento** están bajos. TSH elevada. ――― **CUERPO:** Fase contraria a la angiogénesis, fase catabólica. - Sangrado o manchado marrón. (Cuello del útero entreabierto). Se puede alargar unos días tras finalizar el sangrado. - Puede sentirse **sueño**, dolor lumbar, debilidad, calambres, cambios en la piel, diarreas, subida del colesterol, migrañas, deshidratación, bajadas de tensión. - Reducción del tamaño del pecho respecto a la fase anterior. - Se inicia la bajada de retención de líquidos gracias a la caída de la progesterona. - Niveles bajos de hemoglobina. - Disminución del tiempo de vida de las plaquetas. - Incomodidad con la ropa. - Dolor de cabeza, cefaleas o migrañas. - Ligera caída de la temperatura corporal.	Cambios de humor. Desgana, ansiedad, apatía, indiferencia, irritabilidad, torpeza, fatiga. Pueden aparecer trastornos del sueño. Puede haber malestar general. Pueden subir los niveles de frustración al rendimiento si no se adapta correctamente. Importante entender que el cuerpo está en «pausa».

EPÍLOGO

CAPACIDAD DE RENDIMIENTO	CUALIDADES DEL ENTRENAMIENTO
El nivel de energía puede ser menor al habitual o bajo (tasa elevada de fatiga). Puede disminuir la capacidad física general. La falta de energía puede ocasionar mayor sensación de hambre. Poca capacidad de **recuperación** durante el entrenamiento. Importancia de la fase de descanso para recuperar de forma adecuada. Sube la **FC basal** a 5-15 latidos por minuto. Poca capacidad de transporte de oxígeno por los bajos niveles de **estrógenos**. Disminuye la síntesis proteica muscular. Hay menor capacidad coordinativa. Baja la propiocepción, mayor probabilidad de sufrir lesiones. Mayor laxitud. La relaxina aumenta para favorecer que el cuello del útero se abra un poco y permita la salida de la sangre. La capacidad deportiva sube en cuestión de días.	Objetivos principales: Mantener el nivel, no aumentar. Trabajar la técnica y ejercicios para la prevención de lesiones (el riesgo de lesión es elevado). **Rendimiento**: menor capacidad de rendimiento y menor tolerancia al esfuerzo. **Volumen**: ligero, mejor poca carga y más repeticiones, adaptado a la capacidad de la deportista. **Duración**: entrenamientos cortos moderados o largos y suaves. **Intensidad**: del 40-60 %. **Carga**: media. **SS/RR**: 10-12 repeticiones por 2-3 series. **Frecuencia**: dos sesiones a la semana + 1 *light*. **Descanso**: 48 horas y 2-3 minutos entre series. Recomendaciones: El ejercicio físico ayuda a aliviar los calambres o dolores iniciales de esta fase (las endorfinas que actúan como hormonas analgésicas). Escuchar al cuerpo, si precisa descanso, mejor evitar el estrés. **Impacto**: moderado. **Cardio**: ejercicio aeróbico moderado (de baja intensidad) y tiempos prolongados. Ambiente de trabajo agradable. Trabajar la relajación. Puede estar bien incluir yoga y estiramientos.

SOMOS CÍCLICAS

DÍAS Y FASE	NIVELES HORMONALES Y ESTADO GENERAL	Es bastante normal sentir...
7-13 Fase folicular tardía o estrogénica 7 días	**FSH**: la FSH solo sube para crear el folículo y luego permanece estable. **LH**: los niveles de LH **suben** y se sitúan por encima de los de FSH. **ESTRÓGENOS**: la evidencia científica apunta a que el **incremento** de **estradiol** durante esta fase regula al alza la **TSH** (facilita la pérdida de peso) y, por lo tanto, **bajan** los niveles circulantes de T4 y T3. (Mejor absorción de sustratos energéticos). **PROGESTERONA**: los niveles más bajos de todo el ciclo menstrual. *OTRAS:* **Testosterona** alta. Suben los niveles de los **factores del crecimiento**. **Sube la TSH,** mayor lipólisis. *(Referencia al respecto: J. Clin. Transl. Endocrinol., 2018; 11: 11-17 (13 de febrero de 2018). doi: 10.1016/j.jcte.2018.02.002. eCollection 2018 Mar).* **CUERPO:** Fase anabólica por la angiogénesis. - Ya no hay sangrado desde hace unos días. - Flujo transparente y muy acuoso. - Aumenta la capacidad de vigilia y respuesta muscular. Más lipólisis y mejor nivel de energía. - Maduran 20-30 óvulos en el ovario. - Buenos depósitos de glucógeno, grasas, proteínas y electrolitos. No hay retención de líquidos. Temperatura corporal baja.	Estado psicoemocional óptimo sugerido por la subida de los estrógenos. Renovación, frescura, alegría, optimismo, positivismo, estamos más juguetonas. La motivación de la mujer es acorde al incremento de los estrógenos propios de esta fase. Sentimiento de comerse el mundo. Beneficios: entrenar es viable, la deportista se siente muy capaz, quiere rendir y darlo todo.

EPÍLOGO

CAPACIDAD DE RENDIMIENTO	CUALIDADES DEL ENTRENAMIENTO
Mejor semana para entrenar. Nivel elevado de fuerza. Nivel de energía muy alto. Buena recuperación debido al pico de progesterona. Bajada de la **FC basal**. Se reduce la capacidad aeróbica por la bajada de la reserva de glucógeno muscular. Buena y rápida **recuperación** acusada por la principal hormona del entrenamiento, los **estrógenos**. Los **estrógenos** mejoran el flujo sanguíneo de las arterias coronarias. Los estrógenos tienen una función neuroprotectora y funcionan como antioxidantes. Buena propiocepción, mayor coordinación y control motriz.	**Objetivos principales:** entrenar, mejorar el estado físico y superar marcas. **Rendimiento:** momento ideal para subir el nivel de entrenamiento. **Volumen:** total aproximado de volumen 90 %. **Duración total:** máximo 60 minutos. Entrenamientos fuertes dosificados con el tiempo de la sesión. Entrenos de tiempo no muy extenso. **Intensidad:** alta. Intensidad dura de entrenamiento: 80-90 %. Hay facilidad en la mejora de resultados. **Carga:** se soportan cargas altas, buena asimilación de las mismas. **SS/RR:** para **fuerza**, 6-10 repeticiones por 3-4 series); **tonificar y quemar,** 12-20 repeticiones por 3-4 series, y para **marcar,** 12-25 por 3 series con mucho descanso. **Frecuencia:** 3 días por semana. **Descansos entre sesiones:** 24 horas mínimo, los tiempos de recuperación son bajos. **Recomendaciones:** Entrenamientos de fuerza. Musculación: buena metabolización proteica. HIIT. Tareas complejas. Trabajo de potencia. Buenas adaptaciones musculoesqueléticas. Ejercicios de velocidad. Recomendable el trabajo de fuerza explosiva. En **cardio**: resistencia **media**. Mayor volumen de oxígeno en sangre. Mayor adaptación de los sistemas cardiorrespiratorio y neuromuscular, pero pocas reservas de glucógeno. **Importante:** mejorar la función musculoesquelética, pero siempre trabajar la prevención de lesiones, ya que hay modificaciones en la proteína del tendón y de los ligamentos.

DÍAS Y FASE	NIVELES HORMONALES Y ESTADO GENERAL	Es bastante normal sentir...
14-16 (pico ovulatorio ± 36 horas) Ovulación 2 días	**FSH:** cae la FSH. **LH:** pico alto de niveles de LH, se libera un óvulo (posible pinchazo abdominal), luego baja. **ESTRÓGENOS:** sube el nivel de los estrógenos. **PROGESTERONA:** se aprecia la subida vertiginosa de los niveles de la progesterona, la hormona dedicada al anidamiento (si no hay fecundación, bajarán de nuevo en la siguiente fase. En caso de gestación se mantendrán altos). *OTRAS:* Subida en los niveles de los **factores del crecimiento**. Pico en los niveles de **testosterona**, que es buena para el rendimiento. Subida también de la **serotonina**. Sube la **TSH**, mayor lipólisis. ――― **CUERPO:** Fase anabólica: cuerpo preparándose para procrear, tiempo en que se suelta el óvulo y se desliza por la trompa (36 horas). El flujo tiene aspecto de clara de huevo. Etapa más fértil. Puede darse un ligero manchado de ovulación. Puede haber un ligero dolor o cólico. - Sube la temperatura basal corporal a aproximadamente 37 °C. - Suben los niveles de oxitocina. - Distensión abdominal y retención de líquidos. - El cérvix más blando, alto y abierto. Puede haber dolor abdominal. Bajan las defensas.	Nos sentimos más cariñosas, tiernas, curiosas y sociables. Sube la libido. Buscamos crear relaciones. Nivel intelectual alto. Nos fijamos en hombres viriles. Estamos físicamente atractivas. Más bellas y más presumidas. Nivel de energía alto. Pueden darse cambios de humor.

EPÍLOGO

CAPACIDAD DE RENDIMIENTO	CUALIDADES DEL ENTRENAMIENTO
Energía: días de mayor capacidad de energía en general, ya que se asocian a días en los que hay un pico de esteroides. **Musculación:** es una buena fase para trabajarla, dado que los niveles de testosterona y estrógenos están elevados. **Recuperación:** mala recuperación debido a la caída de la progesterona en estos días. **FC:** sube la frecuencia cardiaca basal. **Fuerza** para realizar cualquier cosa. Buen humor y buena predisposición para hacer las cosas. Menor tolerancia al calor y mejor al frío por la subida de la temperatura corporal.	**Rendimiento:** puede disminuir el rendimiento deportivo, es importante no sobreentrenar para evitar sobrecarga. **Intensidad:** 50-60 %. **Volumen:** entrenos de nivel medio de volumen. **Objetivo:** mantener el nivel de entrenamiento adquirido. **Carga:** media. **Resistencia aeróbica:** moderada. **Recomendación:** buena asimilación de los trabajos de fuerza y potencia. HIIT cortos con mayor tiempo de recuperación. Es mejor hacer pocos intervalos y dar mayor tiempo de recuperación. Importante calentar bien (es posible incrementar las lesiones por creer que se puede más de lo que se debe). Hacer entrenamiento de fuerza de alta intensidad y volumen bajo. - Ejercicios que involucren grupos musculares grandes y combinados para hacer más en menos tiempo. - Entrenamientos de fuerza (40-60 %). Objetivo: mantenimiento. Trabajo concentrado en el desarrollo muscular. Por el efecto anabolizante de la progesterona, el estradiol y la testosterona, es el momento de máximo anabolismo proteico muscular.

SOMOS CÍCLICAS

DÍAS Y FASE	NIVELES HORMONALES Y ESTADO GENERAL	Es bastante normal sentir…
17-22 2.ª mitad Postovulación (fase lútea de primaria a media) 6 días	**FSH**: los niveles bajan. **LH**: bajan los niveles. **ESTRÓGENOS**: los niveles de estrógenos **(E)** se mantienen elevados, aproximadamente al 70-80 %. Además suben en un segundo pico, pero en lo general sus niveles caen. **PROGESTERONA**: los niveles aumentan (hay un pico de progesterona). Es anabólica del tejido graso. *OTRAS:* Suben los niveles de **insulina**, pero al quedar su **capacidad inhibida** por el efecto de la progesterona, la glucosa no tiene manera de entrar en las células y se queda circulando en la sangre. Esto supone que no haya forma de consumir esa glucosa y aumenten las posibilidades de que se almacene en forma de tejido graso con el objetivo de almacenar nutrientes por si hubiera gestación. Buena tolerancia al entrenamiento de larga duración. **Testosterona** en la misma parte del folículo ovárico. (doctor Tofé). Hay un efecto anabolizante de los esteroides sexuales (como la **testosterona**) preparando al cuerpo para un potencial embarazo. (Referencia, doctor Tofé). **CUERPO**: Se trata de una fase anabólica en la que perder peso es más difícil. Flujo vaginal de aspecto blanquecino y espeso. (Fase no fértil). - Tenemos mayor número de reservas y eso nos permite tener más fondo. Inicio de la acumulación de grasas (subida insulina). Nos hinchamos por culpa de la **progesterona** y del **estrógeno**. - Sube la sensibilidad y el dolor de pechos por el pico de la **progesterona**. También por este motivo existe **retención de líquidos**, de sodio, potasio y cloruro. (En caso de tener estrés, es posible subir 2-3 kilos durante estas dos últimas fases).	Estado psicológico bueno. Pequeña y progresiva subida de la ansiedad (*debida al aumento de los niveles de cortisol en la fase lútea*). Nos encontramos a una mujer intuitiva. Al final de la fase, por la caída de los niveles de estrógenos, puede aparecer la sensación de tristeza. Se relaja el sistema nervioso. La sensación de sueño aumenta ligeramente.

EPÍLOGO

CAPACIDAD DE RENDIMIENTO	CUALIDADES DEL ENTRENAMIENTO
Aumento del anabolismo muscular de la testosterona y de los niveles de Hb en sangre, por lo tanto, mayor capacidad física y aeróbica con respecto a la fase folicular (preovulatoria). Mayor adaptación de los sistemas cardiorrespiratorio y neuromuscular. La **insulina** produce un aumento de la síntesis de glucógeno muscular y hepático, así como una mayor liberación de ácidos grasos en sangre. Existe una tendencia a la ganancia de peso. Tiempos de **recuperación** muy buenos, ya que hay un elevado nivel de estrógenos. Es difícil perder peso debido al efecto anabolizante que la progesterona tiene sobre el tejido graso. Buena propiocepción. Buena capacidad de recuperación muscular. Por los picos de progesterona y testosterona, las ganancias de fuerza muscular y la musculación son muy buenas. Nivel elevado de estrógenos, bueno para mejorar el rendimiento.	**Objetivos principales**: evitar la subida del porcentaje de grasa corporal. Trabajar la mejora de resultados de la deportista. Mejora de la resistencia aeróbica y de la musculatura a todos los niveles. Referencia, doctor Tofé: «*Por el efecto anabolizante de la progesterona, estradiol y testosterona, es el momento de máximo anabolismo proteico muscular*». **Rendimiento**: sube y a la 1/2 baja progresivamente, acorde a la subida y bajada de los niveles de ℗ y **E**. Aun así, sigue siendo una buena semana. **Volumen**: puede ser alto, medio o bajo (según el día) y de larga duración. **Duración total**: 60 minutos como mínimo. **Intensidad** de trabajo grande: 75-85 % RM y hasta el 100 % de la FC más en HIIT. **Cargas**: altas (si no se toleran, bajar a media). **SS/RR**: 12-20 repeticiones por 3-4 series. **Frecuencia**: mínimo 24 horas. **Descansos**: daremos tiempos cortos de recuperación. **Recomendaciones**: **Nivel**: parecido a la fase folicular tardía, pero con un trabajo de resistencia aeróbica amplio. HIIT: con tareas complejas (de coordinación) de alta intensidad y bajo volumen. Incluir actividades anaeróbicas y de potencia, entrenamientos interválicos de alta intensidad. - Trabajo de cardio: está a un nivel óptimo. Mayor volumen de oxígeno en sangre. El sistema respiratorio trabaja con mejor economía. Entrenamiento de fuerza máxima y potencia. Buena fase para trabajar la hipertrofia. Aumentan la fuerza, la resistencia y la velocidad. Importante cuidar mucho la alimentación en estos días.

DÍAS Y FASE	NIVELES HORMONALES Y ESTADO GENERAL	Es bastante normal sentir...
23-28 Premenstrual o fase lútea tardía 5 días	**FSH:** sube progresivamente para provocar el siguiente inicio de ciclo. **LH:** al igual que su compañera, esta sube progresivamente para provocar el siguiente inicio de ciclo. **ESTRÓGENOS:** caída de los niveles. **PROGESTERONA:** caída de los niveles. La subida de peso depende de la retención hídrica asociada a esta hormona. La **progesterona** genera resistencia a la **insulina**, por lo que sus valores basales pueden subir y es fácil acumular grasas. *OTRAS:* Bajada comprobada en los niveles de **testosterona**. Se inicia el incremento de los niveles de **relaxina**. Aumenta el riesgo de lesiones, ya que empeora la estabilidad y mejora la elasticidad. **T3 y T4** elevadas provocan una ligera subida de la FC. Aumentan los niveles de **cortisol**, la **hormona catabólica**. CUERPO: Fase catabólica a nivel general. Flujo opaco con aspecto de cremoso. Comienza la hinchazón del vientre. Pueden aparecer dolores o pinchazos, cólicos. El SPM lo padece aproximadamente un 75 % de mujeres, que refieren alguna de estas molestias: - Malestar general - Migrañas - Fatiga muscular - Cansancio - Dolor abdominal y de pechos - Subida del sebo en la piel y el cabello - Hinchazón - Estreñimiento Sube el apetito si los niveles de T3 aumentan. Se suele subir de peso. Aumento de la glucosa sanguínea basal. Mayor degradación de las proteínas.	- Se tiende a la inestabilidad psicológica y a una mayor tensión psíquica. - Estamos nerviosas, impacientes. - Tendencia al mal humor y a una mayor irritabilidad. - Tendencia a la ansiedad. - Depresión o caída del ánimo emocional. - Melancolía y sensibilidad. - Poca atención. - Aumenta la sensación de apetito. - Poca capacidad de descanso.

EPÍLOGO

CAPACIDAD DE RENDIMIENTO	CUALIDADES DEL ENTRENAMIENTO
Baja el **rendimiento** deportivo. Sube la percepción de **dificultad** del ejercicio. Se reduce la capacidad de **concentración**. Bajada máxima de los niveles de **energía** por la caída de los niveles de **estrógenos**. Aumento de la percepción de **fatiga** y sensación de **cansancio**, que aparece antes. Pobres tiempos de **reacción**. La **FC** sube hasta 10 latidos/minutos, así como las respiraciones por minuto. TSH (taquicardias). La subida de las TSH puede aumentar las ganas de comer. Tiempos de **recuperación** aumentados dado que se trata de una fase catabólica. Comienza una fase **catabólica** a nivel de musculación, paralela a la fase que se inicia, no hay concepción y hay que derrumbar el endometrio. Calambres musculares (SPM). La energía cae, ya que los niveles de estrógenos están muy bajos y constantes.	**Objetivos principales**: mantener las marcas adquiridas y no subir de peso. **Rendimiento**: nivel medio-bajo. **Volumen**: reducir el volumen de entrenamiento. **Duración**: alargar el tiempo de entrenamiento. **Intensidad**: moderada sin acabar exhaustas. Se recomienda reducir la intensidad a un 50-60 % aproximadamente. **Carga**: pobre asimilación de carga (culpa de la progesterona). **Frecuencia**: Dos entrenamientos semanales. **Descansos**: permitir amplios tiempos de recuperación, 1-3 minutos. Entre sesiones, 48 horas mínimo. **Recomendaciones**: Suben las respiraciones por minuto. Baja la resistencia muscular. Interesa un entrenamiento aeróbico suave de larga duración. Trabajar bien la quema de grasas con ejercicios aeróbicos de baja intensidad. Hacer tiradas más cortas y cardio más ligero (aumentan los niveles de cortisol y los tenemos que combatir). Eliminar entrenamientos de habilidad y precisión. Se recomienda trabajar la prevención de lesiones. Incluir tareas simples y de bajo estrés. Trabajo de flexibilidad, mejor los tejidos blandos. Incluir entrenamientos de fuerza. No hacer velocidad. Consumir vitamina D y calcio, que reducen los síntomas. Comer alimentos ricos en fibra.

GLOSARIO
de ejercicios

Ejercicios tipo P

Aquellos en los que principalmente destaca la implicación de grupos musculares del tren inferior de nuestro cuerpo, es decir, las piernas.

P1: SENTADILLA CON DESPLAZAMIENTO

Con una banda a la altura de las rodillas vamos a realizar pasos laterales. Es importante mantener las rodillas verticales y bajar la cadera lo suficiente. Además, las rodillas deben quedar por encima del tobillo, en ángulo de 90º.

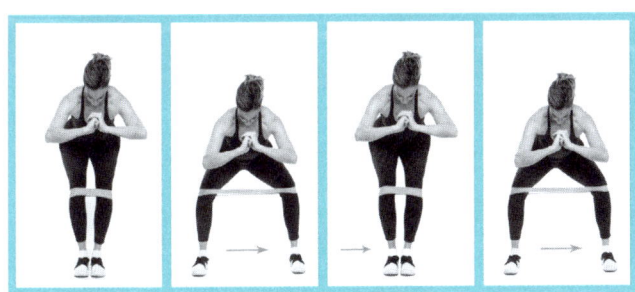

P2: RODILLA AL PECHO

Nos colocamos de pie, con la banda alrededor del empeine. Sin saltar, vamos a elevar una rodilla, manteniendo el equilibrio, hasta subirla a la altura del pecho y seguidamente la bajamos para realizar el mismo gesto con la pierna contraria.

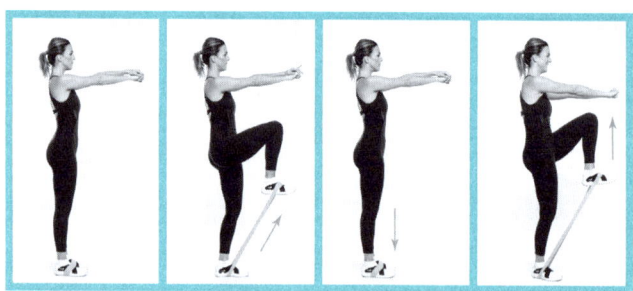

P3: PUENTE DE GLÚTEOS

Colocamos la banda sobre los empeines y nos tumbamos con la espalda totalmente apoyada sobre el suelo, sin dejar ningún espacio. Ahora situamos la goma por encima de la cadera y la sujetamos firmcmente. El ejercicio consiste en, desde la cadera y vértebra a vértebra, ir elevando la cadera mientras mantenemos una respiración fluida. Seguidamente bajamos hasta alcanzar la posición de partida y repetimos.

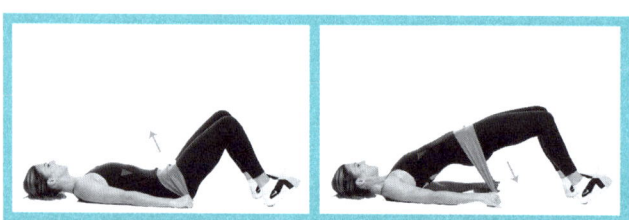

P4: PLANCHA LATERAL CON LANZAMIENTO

Colocamos una banda a la altura de los tobillos.

Nos situamos en una posición equilibrada, sobre el antebrazo y el pie, bloqueamos el cuerpo y mantenemos esta posición recta. Respiramos de forma fluida al tiempo que levantamos suavemente la pierna y la bajamos. Repetir tantas veces como el ejercicio indique.

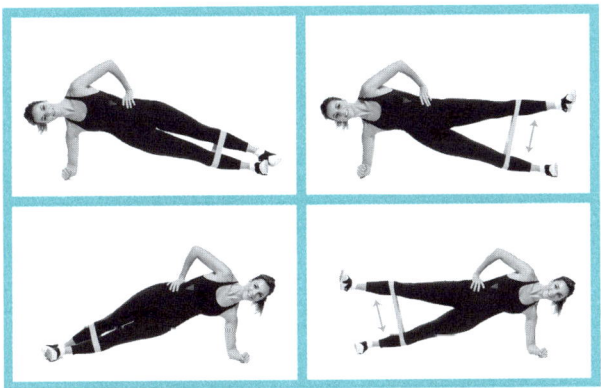

P5: GLÚTEO A GATAS

Con la goma situada en la planta del pie y sujetando los extremos con las manos, nos colocamos en posición de cuadrupedia sobre los codos. Ahora llevamos una de las rodillas hacia atrás, hasta conseguir que la pierna quede totalmente en extensión. Es importante intentar siempre que el ombligo quede hacia dentro. Repetimos con la misma pierna tantas veces como se indique y cambiamos de pierna.

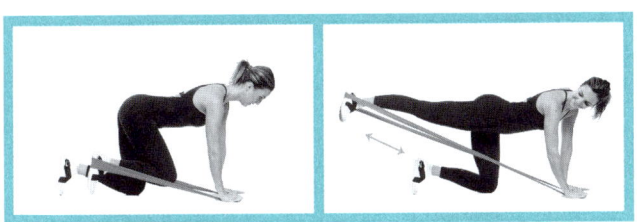

P6: SENTADILLA COMBINADA CON GLÚTEO LATERAL

Pisamos la banda en dos mitades equidistantes y sujetamos los extremos con las manos. Estamos de pie, estiradas con las piernas separadas de tal manera que los pies queden bajo la vertical de los hombros. Ahora realizamos una sentadilla, como si nos fuéramos a sentar en una silla que está muy atrás, trata de poner el peso en los talones. Vuelve a subir y aprieta los glúteos. Para continuar realiza un lanzamiento lateral de pierna y retoma el ejercicio desde el inicio con el lado contrario.

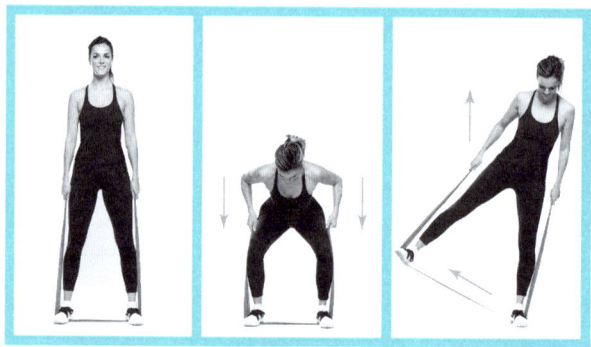

P7: ISQUIOS

Con la planta del pie situada en la mitad de la goma y los extremos sujetos, nos colocamos en posición de puente de glúteos y estiramos una pierna. El ejercicio consiste en subir y bajar la pierna estirada. Recuerda trabajar las dos piernas.

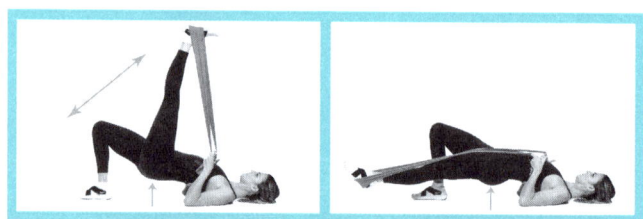

P8: ABDOMINALES Y MUSLOS

Nos tumbamos con los pies juntos apoyados en la mitad de la goma. Sujetamos con cierta tensión los extremos. Ahora llevamos las rodillas al pecho para, a continuación, estirarlas con una inclinación que nos permita mantener la zona baja de la espalda totalmente apoyada en el suelo.

Repetimos el gesto tantas veces como nos indique la sesión.

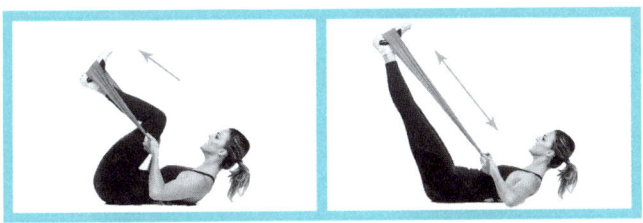

P9: MUSLO INTERNO

Para realizar el siguiente ejercicio nos tumbamos en el suelo lateralmente y nos apoyamos sobre el codo. Ahora nos colocamos la banda elástica por debajo de los talones. La pierna que queda abajo se mantiene en extensión y la de arriba se flexiona por delante o por detrás de la pierna de base, este pie debe pisar la banda.

El ejercicio consiste en mover la pierna inferior de arriba abajo para ejercitar la cara interna de la misma. Repetimos con la misma pierna tantas veces como se indique y cambiamos de pierna.

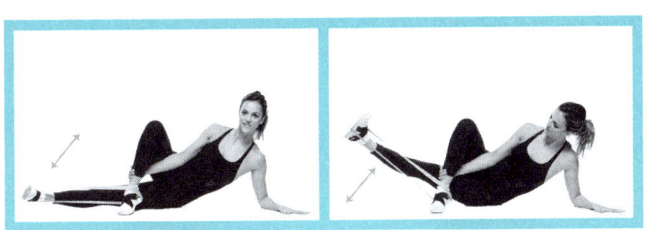

P10: PESO MUERTO

Es importante que tengamos claro que un peso muerto no es una sentadilla, es decir, una vez que fijemos la posición de las piernas, estas no se deben mover en absoluto y es el tronco el que sube y baja. Lo primero que tenemos que hacer es sujetar la garrafa tal y como indica la imagen. Ahora separamos las piernas a la altura de los hombros con las puntas hacia delante.

Con la espalda muy recta y el culete en pompa, bajamos el pecho, llevando la garrafa paralelamente a las piernas. Una vez que alcancemos el punto más bajo, toca subir hasta volver a alcanzar el eje vertical. Sin estirar del todo las rodillas, empujamos con la pelvis hacia delante e iniciamos de nuevo el ejercicio.

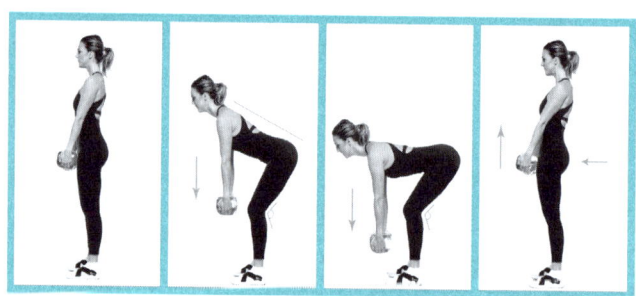

P11: COMBINACIÓN DE PIERNAS

Este ejercicio se lleva a cabo con la garrafa sujeta con ambas manos a la altura del pecho, pero sin tocarlo. Ahora, con las piernas separadas y las puntas ligeramente abiertas, vamos a realizar una sentadilla. Al subir elevamos las manos, haciendo que la garrafa nos quede por encima de la cabeza. Repetimos de manera adecuada según indique nuestro entrenamiento del día.

GLOSARIO

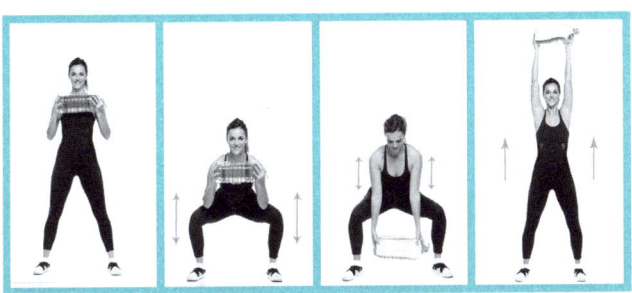

P12: COMBINACIÓN DE SENTADILLAS

Este ejercicio se lleva a cabo con la garrafa sujeta con ambas manos a la altura del pecho, pero sin tocarlo. Vamos a realizar dos tipos de sentadillas de manera consecutiva. La primera es una sentadilla común con ambas piernas, subimos e iniciamos el segundo gesto. Se trata de llevar una pierna estirada lejos, cruzada por detrás del cuerpo. Ahora vamos a centrar nuestro peso, colocando el tronco recto. A continuación flexionamos las piernas y retomamos la posición de partida. Recuerda que hay que realizar un cruce a cada lado y siempre una sentadilla común entre ambas.

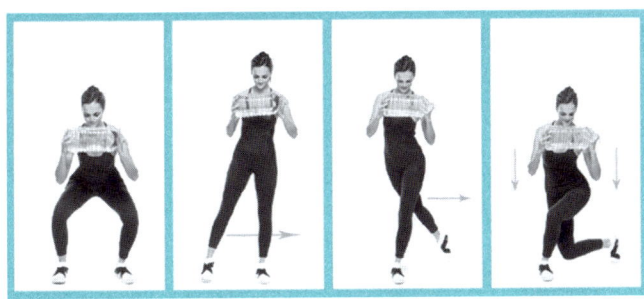

Ejercicios tipo B

Aquellos en los que están implicados principalmente los grupos musculares de las extremidades superiores de nuestro cuerpo. En este apartado destacan los ejercicios de brazos y he incluido la musculatura de la espalda, ya que está encadenada a los brazos.

B1: BÍCEPS Y HOMBRO

Nos colocamos de rodillas, alineando rodillas, cadera y hombros; esto quiere decir que no podemos echar el culete hacia atrás. Necesitamos la goma larga, pisando con las rodillas en punto medio de la goma.
1. Realizamos una apertura con los brazos estirados para trabajar los hombros.
2. Realizamos una ligera inclinación del cuerpo hacia atrás, hasta notar una pequeña tensión en los muslos delanteros. Ahora vamos a llevar los puños en dirección a los hombros, hasta hacer una flexión de 90º.
3. Recuperamos de nuevo el eje vertical y apretamos los glúteos buscando una mayor tensión muscular al tiempo que estiramos los brazos hacia abajo. Repetimos el gesto tantas veces como se indique.

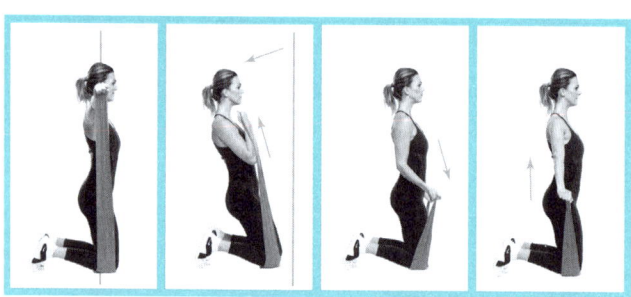

B2: COMBINADO

Este ejercicio es muy completo ya que implica no solo la musculatura de la espalda, sino además la de los glúteos y el abdomen.

Vamos por pasos:
1. Colocamos una banda bajo la línea de las rodillas.
2. Sujetamos la banda por los extremos con los brazos estirados por encima de la cabeza.
3. Iniciamos el movimiento, abriendo y cerrando las rodillas.
4. A continuación elevamos el pecho hasta separar los omóplatos del suelo y estiramos la goma separando los brazos para, después, bajar los codos hasta tocar las costillas. Recuperamos la posición base y repetimos.

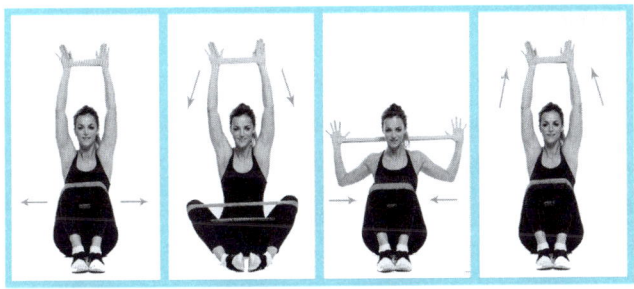

B3: EL ARQUERO

Para realizar este ejercicio necesitamos un elástico.

La posición base es de pie. Con una pierna delante y otra más atrasada, realizamos una flexión de piernas hasta que alcancen los 90º.

Al bajar debemos mantener el tronco recto y el mismo brazo que la pierna adelantada estirado frente a nuestra cara, y el otro lo llevamos hacia atrás hasta conseguir que el codo pase por detrás del hombro.

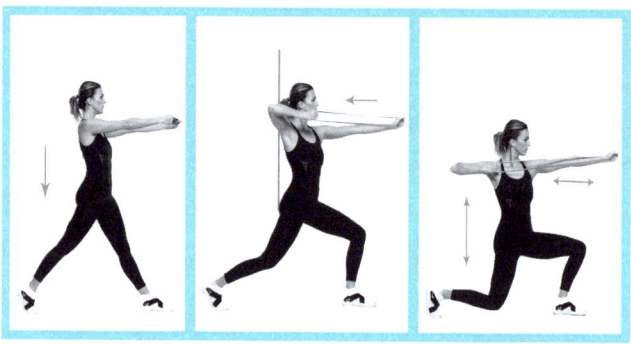

B4: TRÍCEPS Y GLÚTEO

Colocamos una banda entre las piernas. Pisamos uno de los extremos de la goma y el otro lo sujetamos detrás del cuello, con los codos por encima de la cabeza.

Es muy importante que la rodilla de la pierna que pisa la goma esté semiflexionada, y la cadera, rotada adelante, ya que no queremos sobrecargar la zona lumbar.

Ahora hay que coordinar dos movimientos: uno consiste en elevar lateralmente la pierna hasta alcanzar 45º; otro, en estirar los codos hasta que los brazos queden por encima de la cabeza.

Recuerda que has de trabajar primero una pierna y luego la otra.

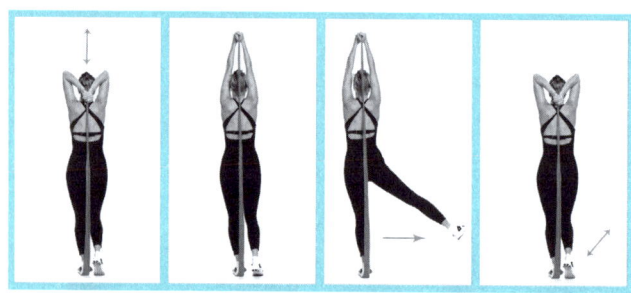

B5: PARACAÍDAS

Tumbadas bocabajo, con una banda alrededor de los gemelos, sujetamos con las manos una segunda goma. El ejercicio consiste en elevar las piernas completamente estiradas y separarlas y, al mismo tiempo, elevamos el tronco, separando el pecho del suelo, y abrimos los brazos estirados.

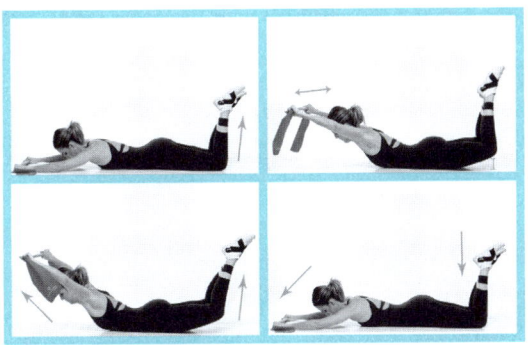

B6: REMADAS

Colocamos el punto medio de la goma en un lugar fijo, por ejemplo, los dos pomos de una puerta. Nos separamos del punto fijo y nos agachamos, inclinando el tronco hacia adelante. Es importante mantener el ombligo hacia dentro.

Para iniciar el ejercicio realizamos una remada, llevando los codos hacia atrás, y retomamos la posición. Repetimos el ejercicio tantas veces como se indique en la sesión de entrenamiento.

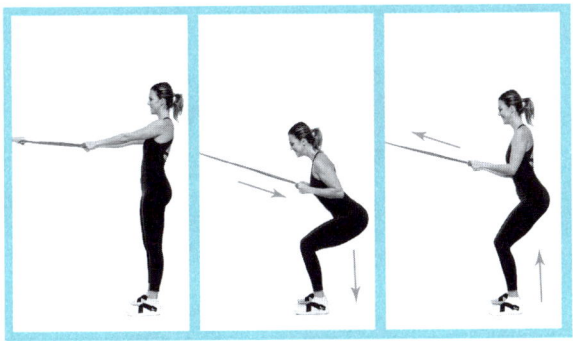

B7: PECTORAL EN LA PARED

Colocamos la espalda sobre una pared y flexionamos las piernas hasta alcanzar una sentadilla estable de 90º. Ahora pasa el punto central por detrás de la espalda y tira de la goma con las manos hasta conseguir estirar los brazos a la altura de los hombros. Recuerda que es importante mantener una respiración fluida y el ombligo recogido.

Repetimos el gesto tantas veces como indique la sesión.

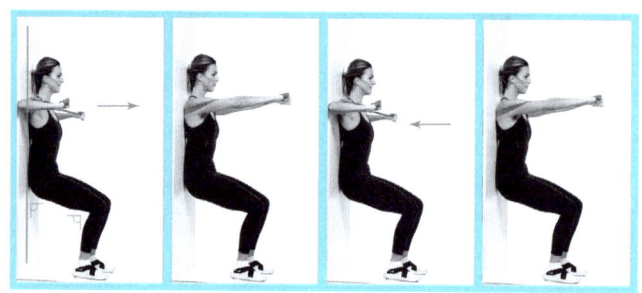

B8: TIJERAS Y ESPALDA

Cogemos la goma. Siéntate con las piernas flexionadas frente a ti, inclina el eje del cuerpo hacia atrás y estira los brazos sujetando la goma por encima de la cabeza.

Ahora baja los codos pasando la goma por detrás de la cabeza y, de nuevo, estira arriba.

Al mismo tiempo que realizamos este gesto, elevamos un pie u otro, manteniendo la espalda muy erguida y una respiración fluida.

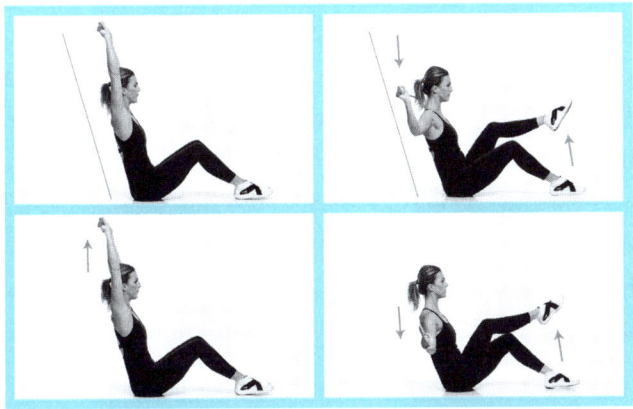

B9: TRÍCEPS CIEN POR CIEN

Cogemos una goma por detrás de la espalda con un brazo arriba y otro abajo. Se trata de un ejercicio que consiste en doblar y estirar el codo de arriba con control (suavemente).

Realizamos el ejercicio tantas veces como indique el entrenamiento, y no olvides hacerlo con ambas manos.

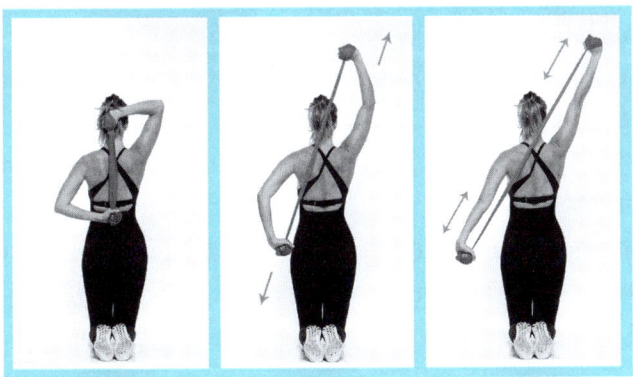

B10: PUENTE DE GLÚTEOS CON GARRAFA ARRIBA

Con la garrafa sujeta con ambas manos sobre la cabeza y tumbadas bocarriba con las piernas flexionadas y separadas ligeramente, realizamos una elevación de la cadera con las puntas de los pies mirando al techo y exprimimos los glúteos una vez que alcancemos el punto más alto.

Al mismo tiempo estiramos los codos hasta situar la garrafa por encima de la cabeza. Luego retomamos la posición de inicio con control y suavidad. Realizamos el ejercicio tantas veces como indique el entrenamiento.

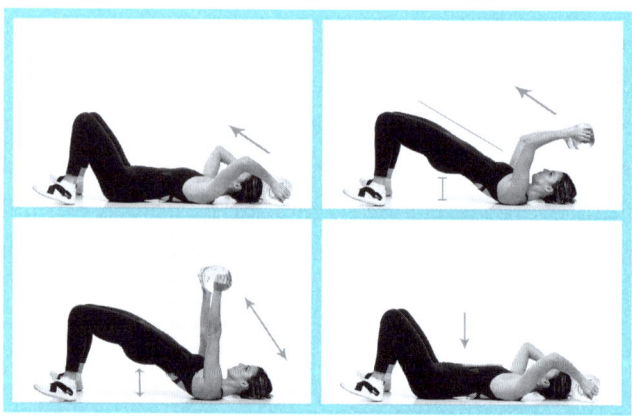

B11: BÍCEPS EN EQUILIBRIO

Iniciamos este ejercicio en posición de pata coja, con la pierna de base en semiflexión. Sujetamos la garrafa con las manos, la elevamos hasta el pecho, contamos tres segundos y la bajamos de nuevo mientras mantenemos el equilibrio. Realizamos el ejercicio tantas veces como indique el entrenamiento alternando las piernas.

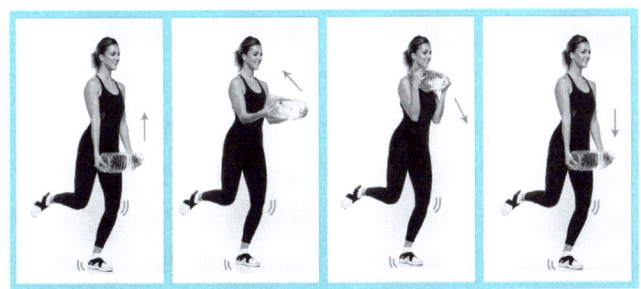

B12: REMOS CON GARRAFA

Separamos las piernas a la anchura de los hombros, flexionamos las rodillas e inclinamos el pecho hasta casi la horizontal, con la espalda muy recta. Ahora sujetamos la garrafa con las manos y la llevamos hacia el abdomen. Estiramos y flexionamos los brazos tantas veces como esté indicado en la sesión de entrenamiento.

Es importante mantener una respiración fluida y el ombligo hacia dentro.

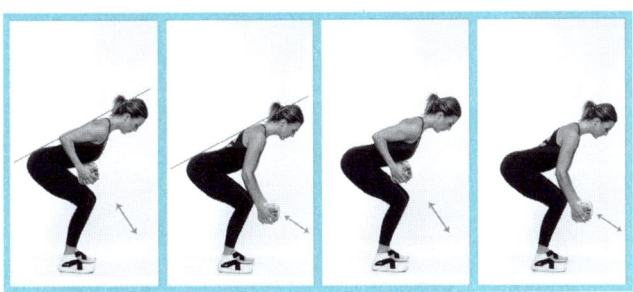

Ejercicios tipo C

En estos ejercicios trabajaremos la musculatura del cinturón abdominal, es decir, de todos aquellos músculos cuya función es estabilizar la columna, cadera y pelvis. Hablamos de los músculos abdominales y los lumbares. En estos ejercicios tenemos que cuidar especialmente la respiración para evitar el aumento de la presión abdominal. Recordemos que si aumenta la presión en el interior del abdomen, el riesgo de padecer lesiones de suelo pélvico es mayor, así que recuerda: ¡ombligo siempre hacia dentro y respiración suave y fluida!

C1: EL OSO

Con las bandas situadas como se indica en la imagen, vamos a realizar desplazamientos laterales caminando a gatas, eso sí, no está permitido que las rodillas contacten con el suelo en ningún momento. Además, debemos respirar de forma fluida para mantener el ombligo recogido en todo momento. Cinco pasos laterales a un lado, y luego hacia el otro lado.

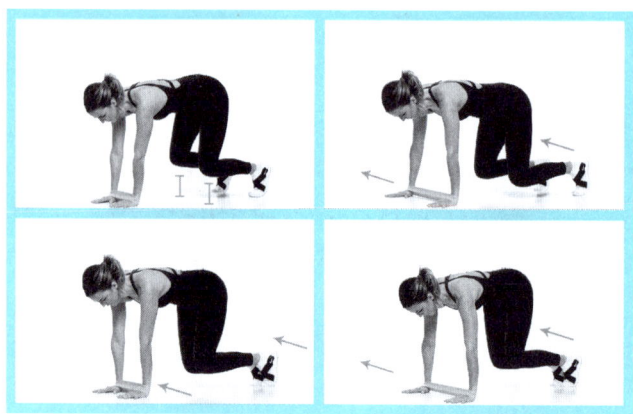

C2: EL OSO Y LA «V»

En este ejercicio no es necesario realizar desplazamiento alguno. Nos colocamos la banda alrededor de las rodillas e iniciamos el ejercicio a gatas, levantamos las rodillas ligeramente y las dejamos al aire. A continuación empezamos a llevar el peso hacia los talones tratando de estirar las piernas, sacando el pecho y manteniendo el ombligo recogido, hasta que se alineen manos, codos y cadera. Bajamos de nuevo para iniciar la siguiente repetición.

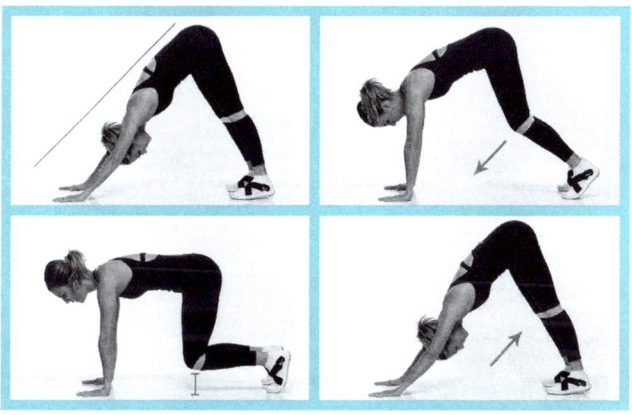

C3: PLANCHA CON PIERNAS

Nos ponemos la banda a la altura de las rodillas y nos colocamos en plancha, que puede ser de codos o con los brazos estirados. Una vez que tengamos la zona lumbar protegida y elevada, apretamos los glúteos e iniciamos el gesto. Vamos a separar una pierna hacia un lado y a volver a la posición de plancha con los pies juntos. Hacemos lo mismo con la otra pierna. Repetimos tantas veces como nos lo indique el ejercicio. Recuerda que cada dos piernas (derecha e izquierda) hacen una.

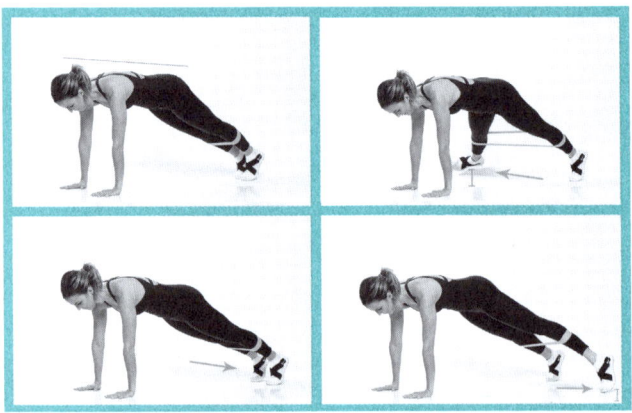

C4: DISCÓBOLO

Con la goma pisada en uno de sus extremos y sujetando el extremo libre con la mano contraria al pie que pisa, vamos a realizar giros de tronco al tiempo que subimos la goma en dirección diagonal. La vuelta hasta la posición inicial es mejor que la hagamos lentamente, para así enfatizar el trabajo de los músculos que dan forma a la cintura.

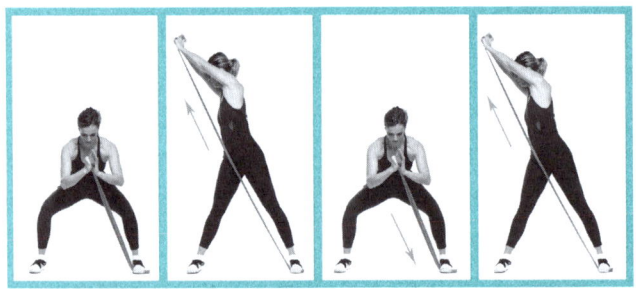

C5: BICICLETAS

Con una banda situada alrededor de los empeines, nos tumbaremos en el suelo colocando las piernas ligeramente elevadas (importante que toda la espalda quede en contacto con el suelo durante la realización de este ejercicio, especialmente la zona lumbar o parte baja de la espalda). Ahora vamos a llevarnos las manos por detrás de la cabeza, entrelazando los dedos de modo que el peso de esta (que pesa unos cuatro o cinco kilos) quede liberado del cuello. Tratamos de mantener la mirada elevada, de este modo evitaremos lesiones cervicales.

Ahora hacemos giros de tronco, tratando de llevar un codo hacia la rodilla contraria y manteniendo la pierna libre estirada en su totalidad. Gira hacia el otro lado y haz lo mismo. Cada dos cuenta como uno.

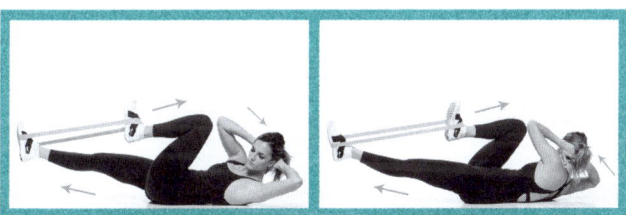

C6: OBLICUOS DE PIE

Vamos a fijar la goma a un punto fijo, como los pomos de una puerta, y nos separamos hasta sentir que está tensa. A continuación nos colocamos de perfil al punto de fijación sujetando el extremo de la goma, que es la posición inicial. Ahora hacemos una sentadilla y, al ponernos de pie, con los codos estirados, giramos el tronco, extendiendo al máximo la goma. Repetimos el ejercicio tantas veces como se indique en la sesión de entrenamiento. Cuando acabemos con un lado, hacemos lo mismo con el lado contrario.

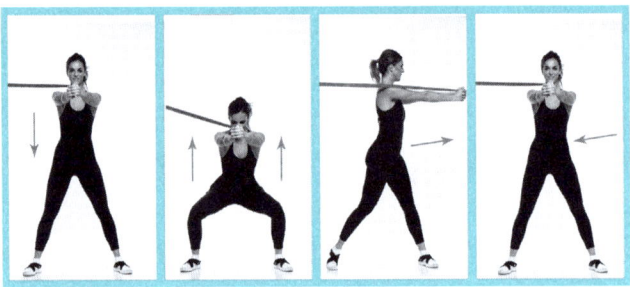

C7: CÍRCULOS

Nos colocamos de pie con la garrafa en ambas manos y separamos las piernas. El ejercicio consiste en agacharse con la espalda recta hacia un lado, tocar el suelo y elevar la garrafa por encima del cuerpo hacia el otro lado para realizar lo mismo tantas veces como se indique.

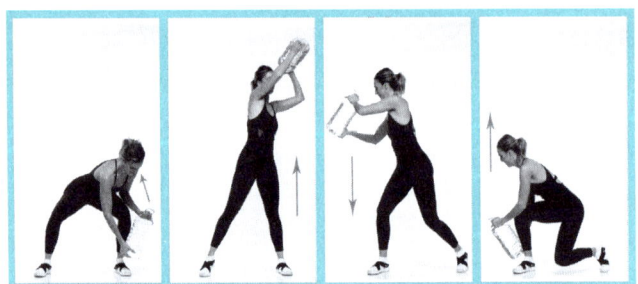

C8: TUMBADA LATERAL

Nos colocamos en plancha lateral y, con una garrafa en la cintura, subimos y bajamos la cadera. Tratamos de colocar la pelvis hacia adelante, las piernas fuertes y el codo bajo el hombro. Repetimos según se indique en la sesión de entrenamiento. Recuerda trabajar los dos lados.

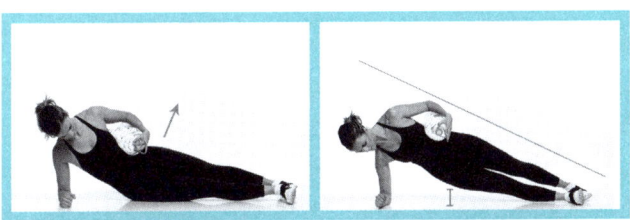

C9: ABDOMINALES SENTADOS

Para realizar este ejercicio quiero que te sientes cómodamente, si es necesario puedes ponerte un cojín bajo la pelvis. Ahora vamos a sujetar la garrafa y a inclinarnos ligeramente hacia atrás. Es importante mantener las piernas en semiflexión y firmes para tener una base estable durante el ejercicio.

Para llevar a cabo la acción, sujetamos la garrafa frente al pecho y giramos a un lado y al otro tratando de tocar el suelo en cada gesto. Repetimos tantas veces como se indique, teniendo en cuenta que cada dos hará una.

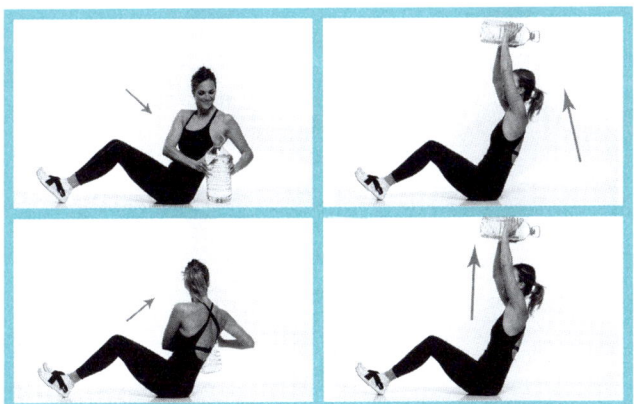

C10: ARCOÍRIS

Dejamos la garrafa en el suelo, nos inclinamos bocarriba sobre los codos y sacamos el pecho.

Con las piernas juntas y semiflexionadas, vamos a llevarlas de lado a lado haciendo que cada dos cuenten como uno. Es muy importante que en este ejercicio cuidemos muy bien la posición del ombligo y metamos la tripa.

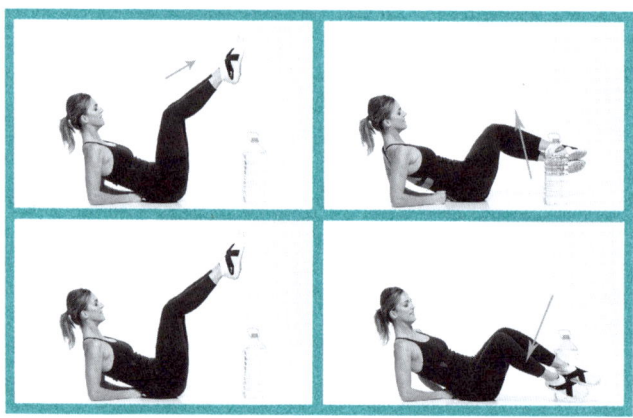

C11: PUENTE DE GLÚTEOS-*CRUNCH*

Nos tumbamos bocarriba, con las piernas un poco abiertas, de tal manera que los pies estén alineados con los hombros. Colocamos la garrafa de agua sobre la pelvis. A continuación vamos a elevar la pelvis hasta apretar los glúteos entre sí. Después bajamos a la posición de base y procedemos a elevar el tronco hasta la mitad de la espalda, al tiempo que arrastramos la garrafa por encima de los muslos hasta las rodillas. Repetimos la acción tantas veces como se indique en el entrenamiento.

GLOSARIO

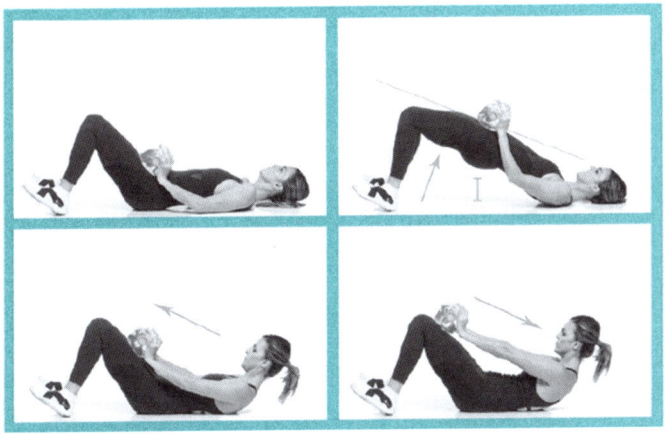

C12: PLANCHA CON ARRASTRE

Nos colocamos en plancha con brazos estirados. Vamos a desplazar la garrafa, arrastrándola primero a un lado y luego al otro. Es importante mantener la cadera muy quieta durante el ejercicio de arrastre. Repetimos la acción tantas veces como se indique en el entrenamiento.

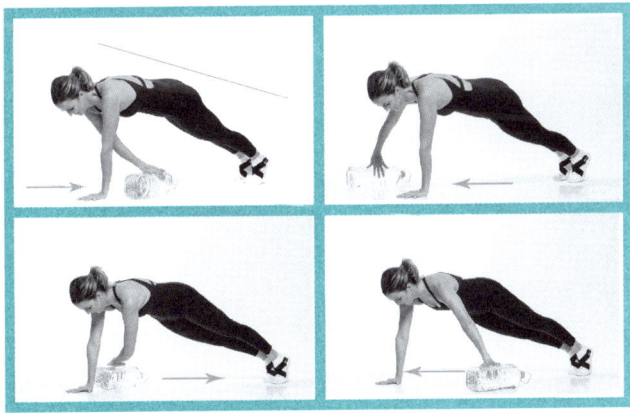

Llegó el momento de poner fin a mi querido «*Best Seller*» como me gustaba llamarlo. Es un punto y seguido a esta aventura, y digo punto y seguido porque todavía nos quedan muchísimas cosas que aprender de nuestras variaciones hormonales. La mujer cíclica se irá transformando, pasará por fases... puede que por embarazos, pospartos, etcétera. Un día llegará la perimenopausia o la temida menopausia (no la temas tanto, amiga) y mi fin no será otro que el que aprendamos a amar nuestro cuerpo y aceptar, encajar y aprender de esas pequeñas variaciones para brillar en todas y cada una de sus fases.

La actividad física se ha de convertir en una compañera de vida, una amiga a la que darle la mano en los momentos en los que más perdidas nos sintamos. Moverse ayuda y empodera, da fuerza y no hay que hacerlo como pollo sin cabeza sino escuchando las sensaciones de nuestro interior, pues ellas harán que conquistemos el sentido de nuestra naturaleza.

Escribiendo y concluyendo. Al escribir y concluir esta obra confieso que mi intención se ha hecho realidad, siento haber aportado un grano de arena más a ese desierto desconocido que nos queda todavía hoy por descubrir. Ese misterio me llena de ideas y ganas la mente porque buscaré la manera de seguir creciendo y avanzando en mis investigaciones para ayudarte a ser una mejor versión de ti. Curiosamente esta obra tiene unos años, no es reciente ni corresponde a su tiempo, en realidad la escribí en 2019, cuando la población todavía no estaba preparada para entenderla. Hoy, después de algunos años desde su publicación, he tenido la oportunidad de releerla y reescribirla y me llena haberlo hecho, ya que si no toda la información habría acabado en saco roto. Ya sabéis, a veces toca levantarse después de algún que otro tropiezo. Ya son muchas las personas que la han leído y me consta que otras tantas se han basado en ella para sus proyectos final de carrera. En fin, la vida viene como viene y se da como se da... eso ya no lo voy a poder cambiar.

A todas vosotras, mujeres lectoras, solamente queda deciros que a medida que vuestro sistema endocrino evolucione o cambie yo estaré a vuestro lado para seguir creando planes adaptados a cada una de nosotras, las creadoras de vida, las amantes del cariño y del amor. Puede que te preguntes ¿para qué? Para que aprendas a quererte más, para que te aceptes y sonrías. Porque como dijo una vez mi admirada Frida Kahlo: «Somos movimiento. El movimiento es vida y da vida».

BIBLIOGRAFÍA

Tesis doctoral

Cutini, Pablo Hernan, *Regulación de la función vascular por progesterona: Mecanismos celulares y moleculares*, Bahía Blanca, Argentina, 2010.

Formaciones específicas

Northrup Christiane (Formación), *The Fabulous female Body*, HAYHOUSE Online Learning, 2017.

Alonso Serrano, Javier (Formación), «Ciclo menstrual y rendimiento de la mujer», *Exercise Physiology & Training, Fisiología del ejercicio.*

Libros consultados

Northrup, Christiane, *Cuerpo de la mujer, sabiduría de la mujer*, Barcelona, Urano, 2010.

Pérès, Marie-Pénélope y LeBlanc, Sarah-María, *Sabiduría y poder del ciclo femenino*, Barcelona, Obelisco, 2015.

Boyle, Michael, *El entrenamiento funcional aplicado a los deportes*, Madrid, Tutor, 2015.

Butragueño, Paula, *10 semanas para sentirse 10*, Barcelona, Planeta.

Casla, Jesús, *El ciclo menstrual y sus síntomas. Descodificación biológica y emocional*, Sevilla, Punto Rojo, 2017.

Todea, Noe Todea, *Entrénate con Noe Todea*, Barcelona, Planeta, 2018.

Gray, Miranda Gray, *Luna Roja*, Madrid, Gaia, 2010.

Yeager, Selene, *El gran libro de entrenamiento en 15 minutos*, Barcelona, Grijalbo, 2015.

Pauger, Johanna y Poppe, Thomas, *Vivir con la Luna*, Málaga, Sirio, 2016.

Marchante, David, *Ponte en forma*, Barcelona, Planeta, 2017.

Artículos de interés

Laboratory of Physiology, Université Libre de Bruxelles, 870 route de Lennik, Bruselas, Bélgica (2009), «A potential role of endogenous progesterone in modulation of GH, prolactin and thyrotrophin secretion during normal menstrual cycle», https://www.ncbi.nlm.nih.gov/pubmed/19222493

Stanton, Steven J., «The role of testosterone and estrogen in consumer behavior and social & economic decision making», https://www.researchgate.net/publication/309961179_The_role_of_testosterone_and_estrogen_in_consumer_behavior_and_social_economic_decision_making_A_review

Aguilar Macías, Andrea Selene, Alfredo Quintana Díaz y María de los Ángeles Miranda (Universidad de Camagüey Ignacio Agramonte Loynaz. Facultad de Cultura y Deporte, Cuba, 2017), «The Woman, the menstrual cycle, and the physical activity», http://scielo.sld.cu/scielo.php?script=sci_abstract&pid=S1025-02552017000200015&lng=es&nrm=iso&tlng=en

Saucedo, José, «Como afecta el ciclo menstrual al entrenamiento», http://cntrenoynutricion.com/cadiz/como-afecta-el-ciclo-menstrual-al-entrenamiento/

Muñoz, María Alejandra, «Ciclo menstrual: reloj de emociones» (Psicocode), https://psicocode.com/salud/menstruacion-reloj-emociones/

Legorburu, Galiana (2017), «Cómo entrenar según tu ciclo menstrual» (*Yo Dona, El Mundo*), https://www.elmundo.es/yodona/fitness/2017/01/24/58875c7ee2704e23158b45bf.html

Tovar, Javier (2017), «¿Cómo afecta el ciclo menstrual en el entrenamiento y la competición?», https://www.efesalud.com/como-afecta-el-ciclo-menstrual-en-el-entrenamiento-y-la-competicion/

Guzmán Quesada, Álvaro (Power Explosive), «Ciclo menstrual y entrenamiento, las claves para adaptar tu progreso», https://powerexplosive.com/tag/menstruacion/

Puig, María (2016), «Cómo afecta el ciclo menstrual al rendimiento deportivo de la mujer», http://www.planetatriatlon.com/como-afecta-el-ciclo-menstrual-al-rendimiento-deportivo- de-la-mujer/

Marcos-Fitness Revolucionario (2016), «Utiliza tu ciclo menstrual para entrenar y comer mejor», https://www.fitnessrevolucionario.com/2016/02/21/utiliza-tu-ciclo-menstrual-para-entrenar-y-comer-mejor/

Del Barrio, Isabel (2017), «Ciclo menstrual y entrenamiento», https://onmytrainingshoes.com/ciclo-menstrual-entrenamiento/

Scafó, Ricardo L. (2014), «Como el ciclo menstrual puede incidir en el entrenamiento de fuerza en las mujeres», https://g-se.com/como-el-ciclo-menstrual-puede-incidir-en-el-entrenamiento-de-fuerza-en-las-mujeres-bp-M57cfb26d9a735

Vitónica (2016), «La mujer y el deporte durante el ciclo menstrual», https://www.vitonica.com/entrenamiento/la-mujer-y-el-deporte-durante-el-ciclo-menstrual

Ciudad, Patricia (The Health Academy), «Ciclo menstrual y entrenamiento», https://www.thehealthacademy.es/ciclo-menstrual-entrenamiento/

Izquierdo Miranda, Sonia y Evelina Almenares Pujadas, (2002), «Mujer y deporte I. Evolución de las capacidades motrices a lo largo del ciclo menstrual», http://www.efdeportes.com/efd53/mujer.htm

Sanchís Sanz, Carlos (2015), «Mujer y rendimiento deportivo: Factores hormonales que condicionan en rendimiento», https://g-se.

com/mujer-y-rendimiento-deportivo-factores-hormonales-que-condicionan-el-rendimiento-bp-z57cfb26dc540d

Vázquez Mazariego, Yolanda (2009), «¿Cómo afectan las hormonas al rendimiento de la mujer deportista?», https://www.sportlife.es/entrenar/mujer/articulo/hormonas-entrenamiento-mujer-deportista